MANGER POUR BIEN MAIGRIR

Dr JACQUES FRICKER

MANGER POUR BIEN MAIGRIR

Odile Jacob

15, rue Soufflot, 75005 Paris

www.odilejacob.fr

ISBN 2-7381-1618-3

Sommaire

Introduction

« Manger pour bien maigrir », c'est d'abord maigrir de façon saine, en conservant et même en améliorant son état de santé. En effet, à quoi servirait-il de retrouver la ligne si c'était pour y perdre forme, santé et bonheur de vivre ?

Ensuite, c'est disposer d'un vrai choix, celui de maigrir à son rythme : avez-vous besoin, pour des raisons médicales ou personnelles, de perdre rapidement vos premiers kilos ? ou préférez-vous y aller plus lentement, mais plus confortablement ?

Enfin, c'est y parvenir de façon durable, sans reprendre les kilos perdus ; là se situe votre plus grand défi, et le mien également, car dans votre recherche de la minceur je suis votre partenaire. C'est possible avec ma méthode parce que vous ressentirez dès le début un certain bien-être, et que vous continuerez à profiter des plaisirs de la table dans votre vie familiale et sociale.

Afin de mieux vous faire comprendre les enjeux de vos choix alimentaires, vous découvrirez l'histoire du régime Atkins, immense succès outre-Atlantique. Vous comprendrez les raisons de ce succès, mais aussi les dangers et les déconvenues à en attendre. C'est le cas de tous les régimes trop faibles en glucides, dénommés *low carb* par les Anglo-Saxons.

Je vous propose, au contraire, pour bien maigrir de manger des glucides : vous verrez que leur place dans l'alimentation est essentielle et la façon de les choisir aussi.

Les *connaissances scientifiques* nous amènent à mieux comprendre les conséquences des aliments sur la ligne et la santé ; mon passé de chercheur à l'INSERM et le suivi au plus près de l'actualité scientifique me permettent de vous en présenter les éléments essentiels. J'aimerais que chacun d'entre vous puisse s'approprier réellement ces connaissances et les appliquer en fonction de ses goûts, de ses contraintes et des imprévus.

En comprenant comment réagit votre corps aux divers aliments que vous consommez, vous serez mieux à même de réussir vos choix alimentaires et de réaliser *votre* meilleure façon de maigrir. Tout en mangeant en famille et en partageant de bons moments avec vos proches.

Bonne réussite !

CHAPITRE PREMIER

Ma méthode : votre meilleure façon de maigrir

Année après année, la recherche en nutrition avance et nous conduit à comprendre l'influence de la nourriture sur la santé et le poids. La meilleure façon de maigrir, c'est, à mon sens, celle qui transmet les connaissances puis permet à chacun de les appliquer dans la vie quotidienne en respectant les particularités de son mode de vie et de ses habitudes alimentaires ; c'est maigrir sainement puis rester mince tout en ayant plaisir à manger et en partageant de bons moments avec ses proches.

Avec ce chapitre, vous allez découvrir une meilleure façon de vous nourrir autant qu'une méthode efficace pour maigrir. Les repères de consommation n'y ont pas vocation à vous enfermer dans un système clos, mais bien au contraire à vous permettre de conjuguer votre liberté avec les connaissances scientifiques en nutrition. Pour vous amener progressivement à maigrir en confectionnant *votre* meilleure façon de manger, au bénéfice de votre bien-être et de votre santé. Vous conduire à trouver *votre* meilleure façon de maigrir.

Quoi manger pour bien maigrir : la science a son mot à dire

Pour vous proposer une approche saine et efficace, rien de mieux qu'une méthode basée sur la recherche scientifique en nutrition ; celle-ci avance vite et les concepts ont beaucoup évolué ces dernières années. Faisons d'abord le point sur les principaux éléments, nouveaux pour certains, plus classiques pour d'autres, à prendre en compte pour vous permettre d'atteindre vos objectifs.

➤ *Pain et féculents, fruits et produits sucrés : la juste mesure des glucides*

Présents notamment dans le pain et les féculents, les fruits et les produits sucrés, les glucides – également dénommés les sucres – ont fait récemment l'objet de nombreux travaux scientifiques. Les concepts concernant leur rôle sur le poids et la santé ont beaucoup évolué, comme nous le détaille le chapitre 6 qui devrait satisfaire votre curiosité scientifique. Pour la pratique quotidienne, sachez retenir l'essentiel.

> L'idéal sera de maîtriser la consommation de glucides pour maigrir puis rester mince, tout en en mangeant suffisamment pour optimiser le fonctionnement du cerveau, des organes et des muscles.

Pourquoi privilégier les sucres lents

Pour bien maigrir, il convient d'abord de bien choisir les aliments riches en glucides, en privilégiant les glucides lents (ou sucres lents), ensuite de bien les cuisiner et d'être attentif au moment de la journée où on les consomme.

Les glucides lents sont, comme leur nom l'indique, lentement assimilés par l'organisme lors de la digestion : ils procu-

Glucides lents, glucides rapides : comment les différencier

Les *glucides rapides* (également dénommés « sucres rapides ») sont présents dans le sucre de table et de nombreux aliments sucrés, dans les confiseries et les sodas, dans certains aliments non ou peu sucrés mais trop raffinés (par exemple, le pain blanc), ou trop « travaillés » par l'industrie agroalimentaire (par exemple les biscottes, les biscuits salés, la plupart des céréales croustillantes du petit déjeuner). Consommés trop souvent, les glucides rapides sont néfastes pour la ligne et la santé.

Les *glucides lents* (appelés aussi « sucres lents ») sont présents dans la plupart des fruits, les légumes secs, les pâtes, le riz, la semoule, le blé concassé (boulgour), les flocons d'avoine ainsi que dans certains pains spéciaux (pain complet, aux céréales, de seigle, intégral), notamment lorsque la farine est relativement peu moulue et que le pain apparaît dense et compact. Les glucides lents sont bénéfiques pour garder la ligne et la santé ; cependant, lorsqu'on souhaite maigrir, il est souhaitable d'en modérer les apports.

Quant aux *pommes de terre*, elles peuvent relever des premiers ou des seconds, tout dépend du mode de préparation : en purée ou sous forme de frites, elles procurent à l'organisme des glucides rapides ; cuites avec la peau sans avoir été coupées ni épluchées (pour éviter le contact direct de l'eau avec la chair de la pomme de terre), elles fournissent des sucres lents.

rent une énergie douce et durable, qui vous permet de tenir juqu'au repas suivant. C'est l'inverse avec les glucides rapides.

Comment bien cuisiner les aliments riches en glucides

Pour confectionner des repas riches en glucides lents (ou sucres lents), le choix des aliments est primordial, mais pas seulement. D'autres éléments sont à prendre en compte, comme vous l'explicite le tableau de la page qui suit.

Moins de glucides rapides, plus de glucides lents : comment s'y prendre à chaque repas

— Privilégiez les aliments riches en glucides lents (voir encadré précédent).
— Évitez les sodas, les jus de fruits, le sucre dans le thé et le café : dans une boisson, le sucre et même le fructose des fruits parcourent trop vite le tube digestif, ce qui le transforme en glucide rapide.
— Modérez la consommation de purées et de compotes ; préférez les aliments non mixés. En effet, un aliment dont la texture est fluide est beaucoup plus vite digéré qu'un aliment « solide ».
— Consommez des aliments complets ou associez au cours d'un même repas un féculent et un légume vert (voir page 46) : les fibres du légume ralentiront la digestion des glucides du féculent.
— Limitez le temps de cuisson des pâtes, du riz ou des pommes de terre (par exemple, mangez les pâtes *al dente*) : les féculents sont alors plus lentement assimilés et distillent ainsi leur énergie à l'organisme de façon douce et prolongée.
— Faites cuire les pommes de terre en robe des champs (avec leur peau).
— Incorporez un peu de matière grasse dans vos plats (un filet d'huile de colza, de noix ou d'olive, une noisette de beurre, etc.) : les graisses ralentissent la digestion des glucides.
— Réservez les aliments sucrés pour la fin des repas, au dessert : leur progression dans le tube digestif sera ralentie par la présence des aliments qui les auront précédés au cours du repas (notamment par celle des légumes) ; de ce fait, ils seront plus lentement digérés et leurs sucres rapides se comporteront alors un peu comme des glucides lents.

Enfin, outre le choix des aliments et la façon de les cuisiner, le moment où l'on consomme les aliments riches en glucides influence leur impact sur le poids.

Choisir le meilleur moment pour manger des glucides

Le matin, vous éviterez le pain et les céréales si vous souhaitez perdre vite vos premiers kilos. En effet, aux premières heures du jour, le pancréas, une glande digestive, est particulièrement réactif et il risquerait de répondre à la consommation de ces aliments par une synthèse exagérée d'une hormone, l'insuline. Celle-ci ralentirait alors la combustion de la graisse dans votre organisme (la lipolyse).

À la place, vous mangerez un ou plusieurs fruits ; vous en tirerez plusieurs bénéfices :

- une moindre montée d'insuline, car les glucides des fruits sont plus lents que ceux du pain ou des céréales ;
- un effet rassasiant plus marqué, grâce à la présence de fibres et de glucides lents : le cerveau aura de quoi fonctionner, et vous éviterez la fringale de 11 heures ;
- un apport en vitamines, minéraux et polyphénols : afin de maintenir 24 heures sur 24 une bonne concentration sanguine en ces nutriments protecteurs, il est préférable pour la santé de répartir sur la journée sa consommation de fruits (ou de légumes) plutôt que de n'en manger qu'à midi et le soir.

Au déjeuner et au dîner, vous disposerez de féculents ou de pain. Vous les sélectionnerez et en modérerez les quantités de manière à ne perturber ni le pancréas et sa sécrétion d'insuline ni votre perte de poids. Ce faisant, vous aurez le plaisir de maigrir tout en savourant des pâtes, du riz, des pommes de terre ou du pain midi et soir. Ainsi, vous devriez être à la fois rassasié, en forme et… satisfait car votre poids baissera à un bon rythme.

Entre les repas, il vous faudra éviter les grignotages riches en sucres rapides et/ou en graisses (biscuits salés ou sucrés, friandises, bonbons, boissons sucrées, céréales croustillantes, baguette ordinaire, chips, pop corn, sucre, boissons

La matinée : le bon moment pour perdre ses kilos

Au cours de la nuit, à mesure que s'éloigne l'heure du précédent dîner et que la période du jeûne nocturne se prolonge, l'organisme est en « lipolyse » – appellation scientifique du processus de combustion des graisses, et qui signifie littéralement la lyse, ou destruction, des lipides, ou graisses. C'est donc une période idéale pour maigrir. Ce processus favorable à la perte de poids est interrompu lorsque le pancréas se remet à synthétiser de l'insuline, car cette hormone bloque la fragmentation puis la combustion de la graisse de l'organisme. Votre objectif pour maigrir va alors être de laisser le pancréas au repos, pour qu'il ne se « réveille » pas, que l'insuline reste basse dans votre corps et qu'ainsi celui-ci continue à brûler votre graisse au cours de la matinée.

sucrées et jus de fruits, etc.). En effet, même minimes, ces « snacks » ralentissent l'amaigrissement et favorisent la prise de poids par deux mécanismes :

- un blocage de la production de glucides par le foie, cette production ayant sinon la fonction de différer la sensation de faim : paradoxalement, vous ressentiriez une faim précoce et plus intense ;
- un blocage du processus de combustion des graisses dans l'organisme : vous brûleriez moins vos réserves, et vous stockeriez plus les calories.

➤ *Produits laitiers : de surprenants alliés*

Riches en calcium et en protéines, les produits laitiers ne manquent pas d'intérêt lorsqu'on cherche à maigrir. Aussi, vous compléterez le petit déjeuner par des laitages. Pourquoi ? D'abord, car leurs protéines, comme celles du poisson ou de la viande, sont capables de renouveler celles de l'organisme (chaque jour, chaque nuit, le corps détruit une partie de ses protéines ; chaque jour, il a besoin de les reconstruire). Ensuite, les protéines ont un effet rassasiant marqué, qui amplifiera celui des fruits : vous ne souffrirez pas de fringales dans la matinée. Enfin, concept plus récent, de nombreux travaux scientifiques convergent pour prêter des vertus amaigrissantes spécifiques aux produits laitiers.

Les vertus amaigrissantes des produits laitiers

Les premiers travaux sur l'obésité et les produits laitiers ont porté sur une race de souris génétiquement obèse, la souris dite « Agouti ». Cherchant à élucider le pourquoi de cette obésité, l'équipe de Michael Zemel (Université du Tennessee) a d'abord montré que la mutation génétique en cause touche une protéine (appelée depuis protéine « Agouti ») qui stimule l'appétit, stimule la lipogenèse (la fabrication de graisse dans l'organisme) et inhibe la lipolyse (la combustion de la graisse) : trois processus qui se conjuguent pour faire grossir cette malheureuse souris. Parallèlement, Zemel démontra qu'un régime pauvre en calcium accentue ce phénomène et que, à l'inverse, une alimentation riche en calcium l'atténue.

Parallèlement à cette série d'expérimentations animales, plusieurs études ont été menées chez l'homme ; leurs résultats vont dans le même sens. Sur le plan épidémiologique (études scientifiques menées à l'échelon des populations), une étude américaine portant sur plusieurs milliers de personnes a montré que, toutes choses égales par ailleurs, celles ayant des apports en calcium élevés sont plus minces que les autres ; cette relation inverse entre calcium et graisse corporelle s'observe également chez l'enfant. Sur le plan biologique, on a trouvé que la thermogenèse (la combustion d'énergie par l'organisme) est pour 10 % influencée par les apports en calcium. De plus, un apport conséquent en produits laitiers préserve la « masse maigre » de l'organisme (tout ce qui n'est pas de la graisse, c'est-à-dire essentiellement les muscles et les organes) ; or, lorsqu'on maigrit, il est important que

la perte de poids se fasse aux dépens de la masse grasse sans entamer la masse maigre : c'est préférable pour la santé, c'est aussi plus sûr pour ne pas reprendre les kilos perdus.
On a cherché ensuite à savoir si les effets « minceur » des produits laitiers étaient liés au seul calcium ou à d'autres constituants. Sur un groupe de 36 adultes volontaires soumis à un régime hypocalorique, on a ainsi trouvé que la perte de poids augmentait de 70 % avec les produits laitiers contre 26 % avec du calcium sous forme de comprimés ; de plus, cette perte touchait surtout la graisse de l'abdomen, c'est-à-dire la plus dangereuse pour l'organisme (voir page 129). Parallèlement, on a également mis en évidence un effet protecteur des produits laitiers sur un ensemble de facteurs de risque cardio-vasculaire rassemblés sous le terme de syndrome métabolique.

Comment expliquer cet effet propre aux produits laitiers ? Outre le calcium, ils renferment des protéines riches en « acides aminés branchés ». Or ceux-ci jouent un rôle important dans la production d'énergie, et donc dans la perte de graisse. D'autres particules bioactives comme l'ACE (*Angiotensin-Converting Enzym*) interviendraient en régulant la synthèse de graisse par l'adipocyte (la lipogenèse).

Même si des études complémentaires sont nécessaires pour confirmer et préciser le rôle des produits laitiers, je vous les recommande dès à présent au petit déjeuner et, lorsque vous en avez envie, à l'heure du dessert ou à l'occasion d'une collation. Si vous ne les appréciez pas, ne vous forcez pas pour autant à en consommer : ces aliments sont utiles, mais non indispensables pour maigrir.

➤ *Viandes, volailles, poissons, œufs : les protéines naturelles aident à maigrir*

Les nombreux aliments qui composent cette vaste famille d'aliments ont en commun leur richesse en protéines de haute qualité, de première importance lorsqu'on consomme une alimentation à teneur réduite en glucides ; en effet, modérer le pain et les féculents conduit aussi à baisser ses apports en protéines végétales, qu'il faut alors compenser par un apport correct en protéines animales pour assurer les besoins quotidiens de l'organisme. Vous n'y perdrez pas au change, car les protéines offrent plusieurs avantages pour maigrir. Et, plutôt que des sachets de protéines, je vous conseille vivement de privilégier poissons et viandes : c'est plus sain, plus sûr pour ne pas reprendre de poids et surtout tellement plus savoureux.

Pourquoi les protéines font maigrir

— D'abord, les protéines font « brûler » des calories à l'organisme. Ainsi, d'après l'équipe du chercheur danois Arne Astrup, un régime riche en protéines accroît de 50 calories le métabolisme basal (les calories brûlées par un corps au repos pour assurer son fonctionnement) par rapport à un régime à dominante glucides ; la différence pourrait atteindre 70 calories si on prend en compte les dépenses totales de la journée ; si ce phénomène s'avérait durable, 70 calories brûlées quotidiennement conduiraient à perdre un kilo de plus sur 100 jours avec un régime riche en protéines par rapport à un régime équivalent mais riche en glucides.

— Ensuite, à calories égales, les protéines sont plus rassasiantes que les lipides ou les glucides. Ainsi, la même équipe danoise a comparé deux modèles alimentaires : l'un largement dominé par les glucides, l'autre deux fois plus riche en protéines que le premier. Les sujets volontaires étaient divisés en deux groupes, chacun suivant l'un ou l'autre de ces deux modèles ; tous pouvaient manger à leur faim, sans limite de quantité. Au bout de six mois, les membres du groupe « protéines » mangeaient spontanément environ 20 % de calories en moins, et leur perte de poids était, en moyenne, supérieure de 2,7 kilos par rapport au groupe « glucides ». Les études portant sur le comportement alimentaire expliquent cet avantage :

les repas riches en protéines rassasient plus vite et plus longtemps on mange moins et on a moins faim entre les repas.
— Enfin, les aliments riches en protéines stimulent moins le pancréas et l'insuline que ne le font ceux en glucides. Cela tempère l'excès d'insuline caractéristique de nombreuses personnes touchées par le surpoids et/ou résistantes apparemment à tout régime.

➤ *Légumes « verts » : encore et toujours indispensables*

Vous ne serez pas surpris : sans les légumes, on peut difficilement maigrir ou rester mince. Ne sautez pas pour autant les quelques lignes qui suivent. Si vous les aimez bien (les légumes), vous serez heureux d'apprendre quels avantages vous en tirez. À l'inverse, si vous avez du mal à réfréner une grimace lorsqu'on vous en sert, mieux les connaître vous permettra sans doute de mieux les apprécier.

Les études scientifiques le démontrent : manger des légumes quotidiennement réduit les risques de cancer, de maladies cardio-vasculaires et même probablement de maladie d'Alzheimer. Ces bienfaits résultent de la richesse des légumes en micronutriments protecteurs (vitamines, minéraux et polyphénols) qui renforcent les défenses de l'organisme, protègent chacune de nos cellules et retardent les processus de vieillissement : on parle de haute densité nutritionnelle, le terme densité signifiant ici concentration. À l'inverse, ils modèrent l'appétit alors même qu'ils sont faiblement concentrés en calories : de ce fait, ils jouent un rôle majeur lorsqu'on souhaite perdre ses kilos en trop.

Vous tirerez deux autres avantages de la consommation des légumes. D'abord, ils ralentissent aussi la digestion des glucides consommés au cours du même repas : ainsi, par exemple, manger des courgettes ou des tomates à la provençale avec les pâtes ralentit la digestion de ces dernières. Il en résulte une baisse de l'index glycémique global du repas (voir page 164) et, parallèlement, celle de la sécrétion d'insuline, ce qui

Les légumes : indispensables pour réguler naturellement votre appétit

J'avais remarqué que, lorsque les patients mangeaient une belle assiette de légumes aux deux repas, ils maigrissaient plus vite, de façon plus agréable et en meilleure forme. À partir de ces observations empiriques, je conseillais dès 1993 dans mes premiers livres d'en prendre au déjeuner et au dîner, et ce quel que soit par ailleurs la composition du repas. Les travaux scientifiques permettent à présent de mieux comprendre pourquoi.

R. James Stubb, qui travaille à Aberdeen en Écosse, et la chercheuse américaine Barbara Rolls sont chacun arrivés à la même conclusion : pour que notre appétit ne dépasse pas les besoins de notre corps, et pour rester mince, nous avons intérêt à ce que notre alimentation soit faiblement concentrée en calories (les chercheurs parlent de faible densité calorique). Or, avec les légumes, il est toujours possible de baisser la densité calorique d'un plat.

Par exemple, une entrecôte sauce au poivre et à la crème avec des frites constitue un plat à forte densité calorique (il est très concentré en calories) ; si vous y ajoutez une belle part de haricots verts ou de tout autre légume, la concentration calorique de l'assiette (entrecôte + sauce + frites + *légumes*) va baisser. Il en résultera deux bénéfices. L'un se situe à court terme : alors même que le *volume* du repas augmente (il y a des haricots verts en plus), vous mangerez globalement moins de calories au cours de ce repas, car la présence des légumes et leur mastication vous conduiront tout naturellement, sans avoir à vous l'imposer, à consommer moins de viandes et moins de frites. L'autre bénéfice se situe à moyen terme : vous resterez rassasié plus longtemps, vous risquerez moins de grignoter et vous mangerez moins au repas qui suit.

Plusieurs phénomènes expliquent cet effet « coupe-faim » naturel des légumes. D'abord, comme les autres aliments riches en fibres (les fruits ou les légumes secs), ils nécessitent une mastication lente, ce qui accroît la sensation de rassasiement ; ce phénomène disparaît lorsque les légumes sont préparés sous forme de purée, que vous éviterez donc de consommer trop souvent. Ensuite, les légumes retardent le passage des aliments vers l'intestin ; l'estomac reste distendu plus longtemps dans les heures qui suivent le repas, ce qui retarde d'autant la réapparition d'une sensation de faim.

favorise la perte de poids. Ensuite, les légumes augmentent l'excrétion dans les selles des nutriments caloriques (glucides, protéines et surtout lipides). En effet, l'absorption de ces derniers est ralentie et gênée par l'eau et les fibres des légumes à l'interface entre les aliments et la muqueuse intestinale. Ainsi, en doublant ses portions de légumes, on peut perdre dans les selles 60 calories par jour. Cette valeur peut paraître bien modeste comparée aux 7 000 calories renfermées par un kilo de graisse corporelle, mais, à l'échelle de la prévention, c'est loin d'être négligeable : extrapolable à l'année, cela correspond à une perte de poids proche de 2,5 kilos.

Les légumes sont importants pour maigrir, et encore plus nécessaires, ensuite, pour se stabiliser. Le principal défi est en effet moins de perdre des kilos que de ne pas les reprendre.

➤ *Huiles, beurre, crème : juste ce qu'il faut*

Le matières grasses donnent de la saveur et de l'onctuosité à la cuisine ; elles sont par ailleurs nécessaires à l'équilibre de l'organisme, tout du moins en ce qui concerne les huiles. Mais leur consommation doit rester modérée lorsque l'on souhaite maigrir ou que l'on a du mal à garder la ligne. En effet, les matières grasses sont riches en lipides, et les lipides constituent, avec les glucides rapides, les nutriments les plus susceptibles de faire prendre du poids.

Matières grasses et aliments gras : des calories qui font plus grossir que les autres

Comme les protéines, les glucides et l'alcool, les lipides sont des nutriments énergétiques, nutriments car ils proviennent des aliments, énergétiques car ils fournissent de l'énergie à l'organisme. Cette énergie sera utilisée pour le métabolisme et l'activité du corps, mais elle peut également être stockée dans notre graisse en cas d'excédent par rapport aux besoins du corps. Par gramme, les lipides apportent 9 calories, l'alcool 7, les glucides et les protéines 4. Ces valeurs sont celles utilisées dans les livres de diététique ou sur l'étiquetage des aliments : par exemple, un produit contenant, pour 100 g, 5 g de protéines, 3 g de lipides et 11 g de glucides sera référencé comme fournissant $(5 \times 4) + (3 \times 9) + (11 \times 4) = 91$ calories, toujours pour 100 g de produit.

Toutes les calories n'ont pas le même poids. En effet, les valeurs caloriques couramment admises pour les nutriments caloriques (glucides, lipides, protéines, alcool) ne rendent pas compte de l'effet de ces nutriments sur le poids, et ce pour plusieurs raisons. Premièrement, l'énergie réellement contenue dans l'alimentation est de 3,74 calories (et non 4) par gramme pour les glucides, 4,2 (et non 4) pour les protéines, 9,3 (et non 9) pour les lipides, 7,12 (et non 7) pour l'alcool. Un gramme de lipides apporte en fait non pas deux, mais près de trois fois plus de calories que 1 g de glucides.

Avant d'être stockée sous forme de graisse dans notre corps, une partie des calories alimentaires est brûlée quoi qu'il arrive, un peu comme si nos aliments devaient payer un « ticket d'entrée » lors du passage de leurs nutriments vers l'organisme. Or le stockage des lipides alimentaires est trop économe puisqu'il ne brûle que 4 % de leurs calories contre 25 à 30 % pour les glucides et les protéines. Manger trop de lipides fait donc prendre plus de poids que trop de glucides ou de protéines.

Conséquences sur le poids d'un excès en glucides ou en lipides

	100 g de lipides en excès	**100 g de glucides en excès**
NOMBRE DE CALORIES		
Donné par les tables alimentaires	900	400
Réellement contenues dans l'aliment	930	374
Disponible pour former de la graisse corporelle	893	277
PRISE DE POIDS	110 g	35 g

Les lipides font plus facilement grossir que les glucides lents et les protéines.

Cette tendance est accentuée par le fait que les lipides calment moins bien la faim que les protéines ou les glucides lents. Ainsi, des chercheurs ont comparé deux modèles de repas, l'un riche en glucides, l'autre en lipides, en proposant à des volontaires de consommer à leur faim l'un et l'autre à quelques jours de distance : les individus étaient plus vite rassasiés avec le régime riche en glucides. Cet impact sur la prise de nourriture est accentué par la particularité qu'ont la plupart des plats ou aliments gras d'être très denses, ou concentrés, en calories ; ils apportent un nombre élevé de calories sous un faible volume, ce qui conduit à manger trop riche et à prendre du poids.

Autre inconvénient des lipides : leurs excès altèrent le fonctionnement des cellules de l'organisme, avec l'apparition de ce que les chercheurs et les médecins dénomment l'« insulino-résistance » : l'insuline a plus de mal à assurer ses fonctions utiles pour l'organisme, comme si les cellules du corps lui résistaient ; du coup, cela oblige le pancréas à fabriquer plus d'insuline. Cet état, qui survient lors des régimes riches en graisses, favorise à terme stockage et prise de poids.

> Les lipides se trouvent dans les matières grasses, mais aussi dans de nombreux aliments : viandes, charcuteries et fromages gras ; de nombreux desserts lactés ; la plupart des plats cuisinés ; les pâtisseries, les viennoiseries, les biscuits, le chocolat, etc.

Ces diverses conséquences d'une nourriture grasse sur l'organisme expliquent les résultats des études épidémiologiques qui retrouvent généralement une corrélation entre l'apport alimentaire lipidique et le risque d'obésité.

Pour maigrir, il est donc préférable de modérer sa consommation de matières grasses et d'aliments gras. Mais il ne faudrait pas pour autant s'en priver. D'abord, les repas deviendraient vite insipides. Ensuite, cela nuirait à la perte de poids car les matières grasses ont le grand intérêt de ralentir le passage des aliments de l'estomac vers l'intestin, et donc de réduire l'index glycémique des repas (voir page 164).

> On maigrit plus facilcment avec un apport raisonnable en huiles, beurre ou crème qu'en s'en privant totalement.

Pour la même raison, le yaourt nature ordinaire et le lait demi-écrémé n'ont pas besoin d'être remplacés par leurs homologues totalement écrémés, à 0 % de MG. De même, il est nécessaire, lorsqu'on cherche à maigrir, de modérer sa consommation d'huiles (même celles bénéfiques pour la santé comme celles de colza, d'olive ou de noix), mais non de s'en priver.

Un petit déjeuner starter

En fin de nuit, l'état hormonal et métabolique de l'organisme ralentit la sécrétion d'insuline par le pancréas : cela conduit le corps à brûler son excédent de graisse (le phénomène de lipolyse, voir page 173). Pour prolonger ce processus dans la matinée, et donc pour perdre plus facilement du poids, on dispose de deux solutions.

La première serait de ne rien manger, mais vous risqueriez alors d'avoir trop faim et de trop manger soit au déjeuner, soit en fin d'après-midi (en effet, le rebond de la sensation de faim en l'absence de petit déjeuner se situe souvent une dizaine d'heures après le lever).

La seconde, que je vous recommande, consiste à ne consommer le matin que des aliments qui aient la double capacité de vous rassasier jusqu'au déjeuner et de maintenir bas le niveau d'insuline. Dans cet objectif, votre petit déjeuner comportera des fruits et des laitages, riches en nutriments rassasiants (fibres et fructose pour les fruits, protéines pour les laitages) afin d'éviter les fringales ; mais je vous conseille dans un premier temps d'éviter le pain et les céréales, car leurs glucides stimulent plus le pancréas et conduisent donc à un niveau plus élevé d'insuline qui risquerait de freiner la perte de poids.

C'est pourquoi je vous propose de manger le matin :
- un ou deux laitages (selon votre appétit) ;
- un ou deux fruits (selon votre appétit) ;
- la boisson chaude de votre choix.

La composition de ce repas surprendra les habitués d'un petit déjeuner à la française, mais rapidement vous en apprécierez la fraîcheur et en ressentirez un bien-être ; vous resterez rassasié jusqu'à l'heure du déjeuner grâce à sa composition qui redonne du tonus et maintient l'insuline basse. Cependant, si, passé la surprise des premiers jours, les tartines ou les céréales continuent à vraiment vous manquer, reportez-vous page 34 : vous y trouverez des options plus proches de vos goûts.

➤ *Yaourts, lait ou fromage blanc*

Riches en protéines et en calcium, nutriments de reconstruction de l'organisme après une nuit de jeûne, les produits laitiers constituent également un accélérateur potentiel de la perte de poids (voir page 18). Je vous conseille d'éviter les laitages sucrés (voir page 201), qui ralentiraient votre amaigrissement ainsi que les plus gras d'entre eux (voir page 202), source de calories inutiles.

En fonction de votre appétit, et selon les jours, vous prendrez, à votre convenance, un ou deux laitages, en sachant qu'un laitage correspond à :
– un yaourt (voir liste conseillée page 201),
– ou un bol ou un grand verre de lait (200 à 250 ml),
– ou du fromage blanc (voir page 201) : 100 g, soit trois belles cuillères à soupe.

En revanche, vous éviterez le fromage, qui présente deux inconvénients : il est plus gras, et il appelle la consommation de pain.

Si vous êtes « allergique » au lait et aux produits laitiers, si vous ne les appréciez pas ou, tout simplement, si vous souhaitez varier, tournez-vous vers d'autres aliments riches en protéines. Vous pouvez remplacer chaque laitage par :

– une tranche de jambon cuit (jambon de porc ou jambon de dinde) ou de bacon découenné, sans le gras,
– ou un morceau de viande froide ou de poulet froid,
– ou un œuf à la coque, dur ou au plat cuit dans une poêle antiadhésive sans ajout de matière grasse.

Les œufs le matin ont un effet rassasiant particulièrement net : ils calent bien l'appétit jusqu'au repas suivant. Ils sont certes riches en cholestérol, mais les travaux scientifiques ont montré récemment qu'ils n'augmentent généralement pas, ou peu, le cholestérol sanguin, contrairement à ce que l'on pensait auparavant. Si vous êtes amateur, et sauf avis médical contraire, n'hésitez pas à en consommer régulièrement.

Si vous en avez envie, panachez : par exemple, un œuf sur le plat et une tranche de bacon, ou encore un œuf à la coque puis un yaourt avec un fruit.

➤ *Les fruits : saveur, minceur et santé*

Les fruits ont le grand avantage d'apporter de l'énergie à l'organisme, sous la forme de fructose, sans contenir ni graisses ni sucres rapides. Le fructose se comporte comme un glucide lent qui sera utilisé au cours de la matinée par les cellules des organes, du cerveau et des muscles ; il élève peu l'insuline, et de ce fait, la consommation de fruits ne bloque pas la lipolyse. De plus, les fruits sont riches en fibres, qui calment bien l'appétit et facilitent la perte pondérale, ainsi qu'en micronutriments protecteurs pour la santé (vitamines, minéraux et polyphénols).

> Selon vos envies et votre appétit, prenez 1 ou 2 portions de fruits parmi celles présentées ci-dessous. Si vous avez tendance à avoir très faim le matin, n'oubliez pas la banane, qui a l'avantage de bien calmer l'appétit.

Une « portion » de fruits correspond à

— Une pomme, une poire, une orange, une pêche ou une nectarine.
— Deux kiwis ou deux mandarines.
— Un bol de fraises, de framboises, de cassis ou de groseilles.
— Trois-quatre abricots ou trois-quatre prunes ou trois figues.
— Une banane de taille moyenne (ou la moitié d'une grande).
— Une poignée de cerises ou de mirabelles.
— Un demi-melon ou une belle tranche de pastèque.
— Un pamplemousse (ou un demi) ou une demi-mangue.
— Deux fines tranches (ou un quart) d'ananas.
— Cinq à sept litchis ou un kaki.
— Une belle grappe de raisin.

À la croque ou au couteau ? Au petit déjeuner même ou dans la matinée ? À vous de choisir quand et comment manger ce fruit. Et si vraiment il ne « passe pas », réservez-le pour un autre moment de la journée, par exemple au goûter.

Vous pouvez réaliser de savoureux mélanges fruits-laitages : framboises ou morceaux de pêche avec un yaourt ; une banane coupée en rondelles ou écrasée, avec quelques fraises et du fromage blanc, etc. Pour varier, ou si vous supportez mal les fruits frais, essayez les fruits pochés (pêches, abricots, cerises, etc. plongés quelques secondes dans l'eau bouillante) ou les fruits au four (figues rôties, pommes à la cannelle, etc.).

En revanche, évitez les jus de fruits, les fruits pressés et les compotes : en raison de leur texture fluide, ils déclenchent une sécrétion d'insuline plus élevée et rassasient moins bien que les fruits entiers.

Un fruit plutôt qu'un jus de fruit ou une compote

Évitez de boire un jus de fruit, même pressé par vos soins. Qu'il soit maison ou acheté en bouteille, le jus de fruit a l'inconvénient d'être plus vite digéré et de moins bien calmer l'appétit qu'un fruit frais entier. Il vous sera plus bénéfique, par exemple, de manger une orange que de boire un jus d'orange.
Même chose pour les compotes, mais à un degré moindre.

➤ *Thé, café ou chocolat chaud*

Une première bonne habitude à prendre pour nettoyer l'organisme et se désaltérer : boire un verre d'eau fraîche au lever.

Ensuite, pour ce qui est du petit déjeuner proprement dit, choisissez selon vos goûts du café, du thé, du lait au cacao (non sucré) ou autre chicorée, etc. Évitez d'y ajouter du « vrai » sucre : appréciez la saveur « pure » d'un bon thé ou d'un bon café ; si vous avez du mal à l'apprécier ainsi, prenez un édulcorant tel que l'aspartame (Canderel, etc.) ou la saccharine.

Un grand bol de lait (200 à 250 ml, soit près d'un quart de litre) nature ou agrémenté de café ou de cacao en poudre compte pour un produit laitier ; sans y être tenu, vous pouvez en prendre un autre (yaourt, fromage blanc ou un autre bol de lait) lorsque vous en avez envie. En revanche, un nuage de lait dans une tasse de café ou de thé ne vous apporte pas assez de protéines, et il vous faudrait alors prendre au moins un laitage, ou deux si vous préférez.

Un bon chocolat chaud sans sucre

— Faites chauffer la quantité de lait désirée (dans une casserole ou au four à micro-ondes).
— Mettez le cacao non sucré dans un bol.
— Quand le lait est bien chaud, versez-le lentement sur le cacao en mélangeant en même temps pour bien dissoudre les petits grumeaux de cacao.
— Sucrez ensuite selon votre goût avec un édulcorant de synthèse (Canderel ou autre).

Contrairement à une idée reçue, le café au lait n'est ni un « poison » pour la digestion ni un aliment « grossissant ». Certes, le café ralentit légèrement la digestion des matières grasses du lait ; ce phénomène n'est pas nocif, mais donne parfois l'impression de digestion « lourde ». Si c'est votre cas, deux solutions : prendre autre chose que du café avec votre bol de lait demi-écrémé ou choisir du lait totalement écrémé.

On boit facilement plusieurs tasses de thé, plus que de café, car il « écœure » moins. C'est donc un bon moyen de prolonger le plaisir sans risque pour la ligne. Plutôt que le thé en sachets, préférez le thé en vrac ; plus savoureux, il supporte mieux l'absence de sucre. En revanche, évitez le thé dans les distributeurs automatiques, comme il est souvent proposé dans les bureaux : particulièrement insipide, il est presque toujours très sucré.

➤ *Comment sucrer le thé ou le café ? le yaourt ou le fromage blanc ?*

Si vous n'appréciez pas le thé ou le café sans sucre, prenez un édulcorant (voir page 214) plutôt que du sucre : intégré dans une boisson, celui-ci ferait grimper votre insuline.

Pour donner de la saveur aux laitages, vous pouvez, selon vos goûts :

- choisir un yaourt aux fruits à 0 % MG ;
- mélanger un fromage blanc ou un yaourt nature à un fruit frais (coupé en morceaux) ;
- parfumer du fromage blanc ou un yaourt nature avec du miel, de la confiture ou encore de la crème de marrons (voir page 217).

➤ *L'heure idéale pour petit déjeuner*

Ne vous sentez pas obligé de petit déjeuner au saut du lit. Lorsqu'on doit se réveiller à 5 heures du matin, il est normal de n'avoir ni le temps ni l'envie de manger avant de partir travailler. Lorsqu'il faut s'occuper de sa famille, habiller les enfants puis les faire manger avant l'école, il n'est pas facile non plus de trouver le temps de petit déjeuner. Enfin, certains préféreront profiter d'un quart d'heure supplémentaire au lit puis partir le ventre vide plutôt que prendre, sans plaisir, un petit déjeuner.

> Lorsque vous n'avez pas faim le matin, ou ne disposez pas d'une durée suffisante pour apprécier un petit déjeuner, ne vous forcez pas. L'important n'est pas de manger avant toute activité, mais plutôt dans les trois ou quatre heures qui suivent le lever ; de même, peu importe que ce premier « repas » de

la journée se déroule chez vous ou au cours d'un trajet ou encore sur votre lieu de travail.

Un petit déjeuner à la carte

— Lorsque vous n'avez pas le temps de manger avant de partir travailler, emportez avec vous un yaourt et un fruit puis consommez-les en milieu de matinée tout en prenant un thé ou un café *non sucrés* à la cafétéria ou au distributeur automatique.
— Autre solution, partager son petit déjeuner en deux. Par exemple, chez soi un bol de lait avec du café ou du cacao sans sucre, puis, dans la matinée, un fruit et un yaourt. Je vous recommande cette astuce si vous souffrez de fringales vers 11 heures : vous parviendrez ainsi à mieux contrôler votre appétit au cours de la journée.
— Lorsque vous vous levez tard, le week-end par exemple, et que le déjeuner de mi-journée est prévu dans les trois heures qui suivent votre réveil, vous pouvez fort bien ne pas petit déjeuner. N'oubliez pas cependant de boire, eau, thé, café, etc.
— Lorsque la veille au soir vous avez dîné à une heure tardive, par exemple après une pièce de théâtre ou une séance de cinéma, et que vous aurez encore l'impression de digérer votre dîner, ne vous forcez pas à manger, mais n'oubliez pas de boire.

➤ *Si vous ne concevez pas un petit déjeuner sans pain*

Si vous faites partie de ceux qui ont du mal à démarrer la journée sans manger de pain, prenez-en de façon à ce que cette « faveur » ne nuise pas à votre perte de poids :
• Le choix du pain : vous choisirez un pain issu de farines peu raffinées et riche en fibres, comme un pain aux céréales, un pain intégral ou un pain de seigle (voir page 199) ; choisissez-en un dont la mie soit tassée, dense, compacte : il vous apportera des glucides lents alors que, lorsque la mie est trop aérée – comme dans les pains de mie –, le pain se comporte plus comme un glucide rapide.

• Quelles quantités ? 40 à 60 g de pain, soit environ deux fines tranches, avec 10 g de beurre allégé (soit deux noisettes ou encore deux cuillères à café rases, manière peu élégante mais fort pratique pour apprendre à doser le beurre). Vous pouvez également, si vous le préférez, prendre du beurre classique, mais en quantité deux fois moindre, c'est-à-dire 5 g ou une cuillère à café rase. Lorsque vous en avez envie, prenez aussi un peu de miel ou de confiture (une cuillère à café par tranche).
• Avec les tartines, prenez un aliment riche en protéines animales : soit un laitage, soit une tranche de jambon de Paris, ou encore un œuf. Vous pourrez aussi choisir du fromage (30 g, soit, par exemple, un huitième de camembert ou un demi-crottin de Chavignol) ; le fromage étant plus riche, vous ne prendrez, dans ce cas, ni beurre, ni miel, ni confiture.
• Le fruit n'est pas nécessaire puisque, avec le pain, vous aurez déjà un apport en fibres et en glucides. Lorsque vous en voulez, ou si la part de pain n'est pas suffisante pour vous rassasier, prenez-en une portion (voir page 30), mais pas deux. Vous pouvez également le manger dans la matinée pour faire passer un petit creux.
• Pour équilibrer au mieux votre journée, vous ne prendrez des féculents ou du pain qu'à l'un des deux repas suivants, et non aux deux.

Lorsque vous prenez du pain ou des céréales le matin, évitez les féculents et le pain au déjeuner ou au dîner

Lorsque vous choisirez un petit déjeuner avec du pain ou des céréales, vous consommerez des féculents (ou du pain) au déjeuner *ou* au dîner, mais non aux deux repas. De cette façon, sur la journée, vous perdrez du poids à la même allure que si vous aviez opté pour un petit déjeuner sans pain ni céréales, et mangé des féculents aux deux autres repas.

➤ *Si vous êtes accro des céréales*

Le principe sera le même pour les céréales que pour le pain : choisir les céréales qui rassasient bien et qui sont lentement assimilées et donc peu insulino-stimulatrices. C'est notamment le cas des flocons, que ce soit les flocons d'avoine (à l'origine du traditionnel « porridge » des Anglo-Saxons), le müesli suisse (que vous prendrez non sucré et avec très peu de fruits secs ou séchés : vous le trouverez en supermarché, généralement au rayon diététique) ou encore des « flocons cinq céréales », etc.

Vous prendrez environ 40 g (soit 4 à 5 cuillères à soupe) de flocons d'avoine ou de müesli non sucré.

Les céréales à privilégier

— Les flocons d'avoine (flocons d'avoine Quaker Oats, flocons d'avoine U, etc.).

— Les flocons cinq céréales nature sans sucre (Flocons 5 céréales de Céréal).

— Le müesli non sucré (müesli de Bjorg, müesli de Michel Montignac, müesli sans sucre de Céréal, müesli magnésium de Gerblé, Bircher Müesli d'Aurore, etc.).

Les flocons de céréales nécessitent un fromage blanc, un yaourt et/ou du lait, chaud ou froid à votre convenance. Elles seront plus savoureuses si vous les laissez gonfler quelques minutes avant de les consommer. Pour les agrémenter, vous pouvez y ajouter deux ou trois noix ou noisettes ainsi que le fruit de votre choix, coupé en morceaux.

En revanche, vous avez intérêt à éviter les céréales croustillantes présentées sous forme de pétales telles que les traditionnels pétales de maïs, ou sous forme de grains de riz ou de blé soufflé, etc. Selon les cas, elles sont sucrées et/ou enrobées de miel ou de chocolat. Leur principal défaut tient à ce qu'elles sont trop vite digérées, plus vite même qu'une quantité équivalente de sucre pur. Ce sont donc des sucres rapides alors que les flocons de céréales sont des sucres lents.

Même lorsqu'elles sont moins sucrées et plus riches en fibres, les céréales croustillantes restent des glucides rapides, et sont donc plutôt à éviter : c'est le cas des pétales de riz et de blé complet (Spécial K de Kellogg's, Deliform de Happy Farmer, Monoprix la Forme, Form'U, etc.), et des pétales de blé complet (Fitness de Nestlé, All-Bran pétales de Kellogg's, etc.).

> Les céréales croustillantes présentées sous forme de pétales sont des sucres rapides alors que les *flocons* d'avoine, de blé, de seigle... sont des sucres lents.

Les céréales à éviter

— Les traditionnels pétales de maïs (corn-flakes, Frosties, Jungly, La Vie, maïs soufflé Monoprix, etc.).
— Les grains de riz ou de blé soufflés (Rice Krispies ou Honey smacks de chez Kellogg's, Chocapic de chez Nestlé, etc.).
— Les pétales de riz et de maïs complet (Spécial K de Kellogg's, Deliform de Happy Farmer, Monoprix la Forme, Form'U, etc.), et les pétales de blé complet (Fitness de Nestlé, All-Bran pétales de Kellogg's, etc.).

Si, malgré ces réserves, vous tenez vraiment aux céréales croustillantes, choisissez celles que vous aimez le plus : le fait que les céréales soient vendues sous une forme sucrée ou non ne modifie pas de façon significative leurs effets sur votre organisme. Mais agrémentez-les d'un fruit frais, car ses fibres ralentiront l'assimilation des sucres des céréales. Ajoutez par exemple des fraises à vos corn flakes, ou glissez des morceaux de pomme dans votre bol de riz soufflé.

Déjeuner et dîner : une entrée à votre convenance

L'entrée n'est pas indispensable puisque le plat principal comportera, comme nous le reverrons, une belle part de légumes. Vous choisirez donc d'en prendre ou non selon le temps dont vous disposez, vos goûts et votre appétit. Lorsque, pour une raison ou une autre, vous ne disposerez pas de légumes avec le plat principal, l'entrée devient alors vivement conseillée.

Lorsque entrée il y a, il est souhaitable qu'elle soit à base de légumes, sous la forme de crudités ou d'un potage, mais ne comporte ni féculents ni matières grasses. Vous en consommerez autant que vous le souhaiterez.

- Les crudités se prêtent à de nombreux accommodements :
  - *« à la croque au sel »*, pour les tomates, les radis, les concombres ou les carottes. Avec du sel ou du poivre mais sans matière grasse, c'est-à-dire sans beurre ni huile ;
  - *en salade*, mais alors vous ne mettrez pas d'huile dans la sauce. Cela ne vous empêche pas, bien au contraire, de l'assaisonner avec du vinaigre ; si vous en craignez l'acidité, choisissez du vinaigre balsamique, plus doux et qui supporte bien l'absence d'huile. Et n'oubliez pas le citron, la sauce soja, le yaourt nature (agrémenté, par exemple, de quelques gouttes de jus de citron), les fines herbes, la moutarde (confectionnée sans huile, vérifiez bien l'étiquette).

Si vous trouvez tout cela insipide en raison de l'absence d'huile, ajoutez-en, mais il vous faudra alors réduire d'autant les matières grasses prévues pour le repas entier (1 cuillère à soupe d'huile, ou équivalent, voir page 51). Même remarque si vous prenez de l'avocat : un demi-avocat équivaut à une cuillère à soupe d'huile. Il permet de réaliser des sauces savoureuses en mixant par exemple un avocat avec un demi-yaourt et un jus de citron ; autre exemple, le guacamole mexicain (avocat mixé avec des oignons et du citron vert).

• Le potage est une autre façon de manger des légumes en entrée. Tous les potages de légumes sont riches en minéraux et vitamines, mais les potages non ou peu mixés, avec des morceaux, calment mieux l'appétit : cela vous aidera lorsque vous aurez très faim. Le potage comportera les légumes que vous souhaitez, mais ni féculents (pomme de terre, pâtes, riz, tapioca, pois) ni matières grasses (beurre, crème, margarine, huile).

Les soupes ne sont pas qu'une spécialité hivernale : en été, pensez aux potages glacés, au gaspacho, à la soupe de concombre, etc.

Pour ceux qui ont peu de temps : pensez aux potages tout prêts

Les potages faits « maison » sont bien sûr irremplaçables, mais lorsque vous manquez de temps, les potages tout prêts sont eux aussi riches en vitamines et minéraux. Les potages en sachet ou en brique ont l'inconvénient d'être généralement trop salés, et plus riches en graisses et en calories. Préférez les potages de légumes surgelés, en choisissant ceux qui sont sans pommes de terre ni crème. Picard, par exemple, propose sous la marque « Mieux être » un gaspacho, un potage tomate et basilic, ou un potage de légumes ; ces potages sont sans sel : à vous ensuite, à votre convenance, de les saler légèrement.

• Certaines entrées sont riches en protéines, comme la viande froide, le jambon, un œuf dur, le saumon fumé, les huîtres. Lorsque vous en avez envie, prenez-en, sans mayonnaise mais avec quelques feuilles de salade ou des rondelles de tomate. Accompagnée d'une copieuse assiette de crudités, une telle entrée peut même constituer votre plat principal.

• D'autres entrées sont riches en graisses et parfois en glucides : quiche, friand, beignets, foie gras et la plupart des charcuteries, les fromages comme la mozzarella, etc. Évitez-les pendant la phase rapide de votre perte de poids. Au cours de la stabilisation, réservez-les à un seul repas par semaine et accompagnez-les d'une salade verte ou de crudités : les tomates à la mozzarella sont un grand classique, mais pensez aussi à apprécier le pâté avec quelques feuilles de laitue ou encore la quiche lorraine avec une salade frisée. Plus sophistiqué, le foie gras et ses pointes d'asperges vertes. Autre façon de faire, incorporer des légumes à la préparation : quiche aux poireaux ou aux champignons, ou encore la tarte à l'oignon en fournissent de beaux exemples. Mais attention, même aux légumes, les tartes salées restent grasses et déconseillées au cours de l'amaigrissement.

Un plat principal optimal

Manger d'une manière simple, savoureuse et conviviale mais aussi maigrir à bonne allure tout en étant au mieux de sa forme et de sa santé : c'est apparemment la quadrature du cercle. Pourtant, vous y parviendrez en composant un plat principal optimal et copieux.

Votre plat principal

Aussi, au déjeuner comme au dîner, le plat principal comportera des aliments complémentaires :
— des féculents ou du pain, suffisamment pour votre bien-être, mais de façon contrôlée pour bien maigrir,
— des légumes, non pas à la place mais associés aux féculents,
— de la viande ou du poisson ou des œufs, pour leurs protéines et leurs effets rassasiants,
— de l'huile ou, selon la recette, du beurre ou de la crème.

➤ *Féculents ou pain : la juste mesure des glucides*

Lorsqu'on a besoin de perdre très vite du poids, il est possible de se passer totalement de cette famille d'aliments sur une durée ne dépassant pas huit semaines[1] ; mais, au-delà, il est souhaitable, voire indispensable, d'en consommer. Or certains régimes excluent totalement cette famille d'aliments sur une plus longue durée, d'où un danger pour l'équilibre (voir page 147). En réalité, on peut fort bien limiter la sécrétion d'insuline et perdre de nombreux kilos, tout en mangeant des féculents ou du pain aux deux repas, à partir du moment où on les sélectionne et où on les marie bien avec les autres composantes du plat principal.

Les féculents

Les féculents d'origine céréalière	Pâtes, riz, semoule, graines de couscous, blé entier (par exemple de l'Ébly), blé concassé (boulgour ou pilpil).
Les légumes secs	Lentilles, pois chiches, pois cassés, haricots blancs, haricots rouges, flageolets.
Les autres féculents	Pommes de terre, maïs, petits pois.

Riches en glucides lents et en protéines végétales favorables à la santé, les féculents font plaisir, rassasient bien et donnent du tonus pour la journée. Pour qu'ils vous aident aussi à maigrir, respectez les conseils suivants :

• Modérez les parts, en prenant à chaque repas environ 100 g de féculents, *pesés après cuisson* (avant cuisson, cela correspondrait à un poids généralement inférieur, par exemple environ 30 g pour le riz ou les pâtes). Il est conseillé au début de peser

1. Pour en savoir plus, lire Jacques Fricker, *Maigrir vite* et *bien*, éditions Odile Jacob, Paris, 2002.

deux ou trois fois chacun des féculents après cuisson, pour enregistrer visuellement quel volume prennent ces 100 g ; ensuite, ce ne sera plus nécessaire, vous vous en souviendrez. Pour vous aider, sachez que 100 g de féculents correspondent à :

- 2 pommes de terre de la taille d'un œuf ;
- 4 cuillères à soupe d'un légume sec, d'un aliment d'origine céréalière – pâtes, riz, etc. – de maïs ou de petits pois.

Comment maigrir en mangeant des pommes de terre

— Évitez les frites et modérez les matières grasses en préparant les pommes de terre sautées.
— Ne consommez que rarement de la purée. En effet, sous forme mixée, les sucres lents de la pomme de terre deviennent des sucres plus rapides.
— Quel que soit le mode de cuisson, on a intérêt à cuire les pommes de terre avec la peau, quitte à les éplucher après cuisson : ainsi on évite la fuite de la vitamine C dans l'eau de cuisson, et, par ailleurs, la structure de l'amidon (les glucides de la pomme de terre) sera protégée, d'où un index glycémique plus bas (voir page 164), favorable à la perte de poids.
— Faites-les cuire au four et dégustez-les en robe des champs : c'est bon au goût comme pour la ligne.

• Privilégiez les cuissons sans matière grasse ; évitez les frites et faites cuire les pommes de terre sautées dans une poêle à revêtement antiadhésif en respectant les quantités de matières grasses (voir page 51).
• Associez aux féculents une quantité au moins double de légumes (au moins 200 g par repas).

Lorsque, par envie ou par commodité, vous préférez prendre du pain, il est impératif de :

- choisir un pain source de glucides lents et non de sucres rapides (voir page 198) ;
- modérer les quantités.

Faut-il parfois éviter le pain et les féculents ?

Si vous avez pris du pain ou des céréales au petit déjeuner, vous ne prendrez des féculents (ou du pain) qu'à l'un des deux autres repas de la journée (au déjeuner ou au dîner, à votre choix). Ainsi, votre apport en glucides sur la journée restera équivalent à ce qu'il aurait été si vous n'aviez pris ni pain ni céréales le matin.

Le plat principal du repas sans pain ni féculents sera alors composé de :

- Légumes : au moins 200 g.
- Viande ou poisson : selon votre faim, entre 100 et 200 g pour une femme, 100 et 300 g pour un homme, ou encore 2 à 4 œufs ou 2 à 4 tranches de jambon.
- Une cuillère à soupe d'huile, ou une autre matière grasse (voir page 198).

Par ailleurs, je vous conseille d'appliquer aussi un tel plat principal dans deux circonstances :

— au repas qui suit un repas plus riche que prévu ;

— ou lorsque vous avez peu d'appétit.

Le pain étant moins hydraté, et donc plus dense en calories, que les féculents, vous vous contenterez de 50 g par repas. 50 g, cela correspond généralement à deux tranches fines de pain de seigle ou aux céréales de forme allongée, tels ceux qui sont proposés dans les boulangeries. Lorsque les tranches sont très épaisses ou très larges, cela correspondra peut-être à une seule tranche, voir à une demie ; il est souvent utile de peser votre pain au début, pour bien vous rendre compte des quantités et mieux les respecter par la suite.

➤ *Incontournables légumes*

Pour perdre du poids, il est impératif que vous consommiez au déjeuner comme au dîner une très belle part de légumes, *au moins* 200 g, et plus si vous en avez envie. C'est également cette quantité (au moins 400 g par jour) qui permet de réduire au mieux le risque de maladies cardio-vasculaires et de cancer. Vous serez donc gagnant sur toute la ligne.

La grande famille des légumes

Les légumes racines	Carotte, navet, céleri rave, radis, salsifi, topinambour, betterave, oignon, poireau.
Les légumes fruits	Tomate, poivron, aubergine, concombre, courgette, potiron, potimarron.
Les légumes tiges	Cardon, céleri branche, fenouil.
Les légumes feuilles	Endive, mâche, laitue, chicorée, batavia, scarole, frisée, romaine, lolla rossa, petites salades, épinards, oseille, cresson, bette.
Les choux	Chou-fleur, brocoli, chou rouge, chou blanc, chou vert, chou frisé, chou de Bruxelles.
Les légumes pousses	Asperges.
Les légumes gousses	Haricot vert, haricot beurre, pois gourmand.
Les cœurs de plante	Artichaut, cœur de palmier.
Les légumes germés	Germes de soja.
Les champignons	Champignons de Paris, cèpes, girolles, coulemelles, chanterelles, etc.

Les légumes peuvent être choisis frais, surgelés ou en conserve. Dans ces deux derniers cas, optez pour les variétés non cuisinées, le plus naturel possible, c'est-à-dire sans ajout de sauce ou de matières grasses. Ce sera plus sain et plus sûr pour votre ligne. En revanche, vous pourrez les agrémenter d'huile, de beurre ou de crème, dans les proportions imparties à cet effet (voir page 51) : huile d'olive avec la ratatouille ou les tomates à la provençale, beurre avec les haricots verts, crème avec les épinards, etc.

Vous les consommerez à votre guise, crus, sous la forme d'une salade, ou cuits. Les légumes cuits conservent en grande partie leurs vitamines, et on peut aisément en manger plus car, plus fondants, ils sont plus faciles à mastiquer et à digérer.

Salade verte : déjouer les pièges

Que ce soit par facilité ou par goût, certains consomment systématiquement de la salade verte en guise de légume. Bien que la salade verte soit riche en vitamines C et B9, une telle attitude s'avère souvent contre-productive lorsqu'on souhaite maigrir, et ce pour deux raisons : le faible poids de la salade et l'huile de l'assaisonnement.

Les feuilles de salade verte sont volumineuses, prennent de la place dans une assiette, mais « pèsent » peu (à peine 30-50 g pour une part) ; de ce fait, lorsque vous vous en contenterez, il n'y aura pas assez de fibres dans votre estomac et vos intestins pour obtenir l'action minceur escomptée. La salade verte est un « légume feuille » qui n'est pas plein, à la différence d'un « légume fruit » comme la tomate. Aussi, agrémentez vos feuilles de salade de légumes plus avantageuse comme la tomate, les cœurs de palmier, les champignons, etc.

Par ailleurs, de consistance assez sèche et rugueuse par rapport aux légumes « pleins », plus juteux, comme la tomate, la salade verte requiert une vinaigrette, donc de l'huile. Or, même si certaines huiles comme le colza ou l'olive sont bénéfiques pour la santé, leur consommation excessive fait grossir : pour la phase active de votre amaigrissement, il est recommandé de se limiter à 1 cuillère à soupe d'huile par repas (voir page 51). Aussi, si vous êtes très amateur de salade verte, apprenez à confectionner des vinaigrettes avec un minimum d'huile. À ce titre, choisir un vinaigre peu acide, mais goûteux, ne manque pas d'intérêt : vous ne vous « brûlerez » pas la bouche même si votre vinaigrette comporte plus de vinaigre que d'huile.

Pour être pleinement rassasié, vous consommerez les légumes non pas *à la place*, mais *avec* les féculents.

L'association féculents/légumes dans un même plat présente trois avantages :

• *Une prolongation de l'effet rassasiant du repas* : vous éviterez les fringales.

• *Un ralentissement de la digestion des glucides des féculents grâce aux fibres des légumes* : l'organisme disposera ainsi de glucides « superlents », une propriété intéressante pour optimiser forme et perte de poids.

• *Plus de saveur* : le moelleux ou l'aspect croquant des légumes (selon la variété choisie et le mode de cuisson) s'harmonise bien avec le goût et la texture des pâtes, du riz ou d'un autre féculent. Pensez, par exemple, à la saveur d'un plat de spaghettis agrémenté d'une ratatouille ou de tomates à la provençale, d'une assiette de riz avec des aubergines et des poivrons grillés ou encore de pommes de terre en robe des champs avec une salade verte.

L'association optimale : féculents + légumes

C'est l'association optimale : les fibres, les vitamines et les minéraux des légumes sont complémentaires des protéines végétales et des glucides lents des féculents, pour le plus grand bien de votre santé.

En outre, ce plat est idéal pour maigrir, si la place que prennent les légumes dans l'assiette est deux fois supérieure, ou plus, à celle des féculents.

Prenez-en suffisamment pour obtenir un effet bénéfique optimal. Suffisamment, cela signifie au moins 200 g par repas, au déjeuner *et* au dîner. Pas besoin de les peser : sachez simplement que 200 g de légumes correspondent environ à deux belles tomates, ou trois-quatre poignées de haricots verts, ou sept-huit cuillères de ratatouille, ou encore une assiette recouverte de légumes.

Vous pouvez marier plusieurs légumes au sein d'un même plat, par exemple courgettes, poivrons et aubergines, sans oublier les tomates et les oignons, pour la ratatouille.

Pour vous simplifier la vie et la cuisine, choisissez des légumes et des préparations qui remportent le maximum de suffrages ; dans certaines familles, on est très « crudités, salades », dans d'autres plutôt « légumes cuits ». Si vous prévoyez des légumes cuits, ne vous cantonnez pas à la cuisson dans l'eau : les minéraux, les vitamines mais également les arômes de l'aliment sont en partie perdus dans l'eau de cuisson, ce qui appauvrit d'autant les légumes. Préférez plutôt les autres modes de cuisson (voir pages 187 à 189).

Lorsque vous les consommez crus, sortez les légumes du réfrigérateur au moins une heure avant le repas (à température ambiante, ils seront plus goûteux que très froids).

Pourquoi et comment manger des tomates avec les pâtes ?

Lorsqu'on consomme régulièrement des pâtes (ou un autre féculent) au sein d'un repas par ailleurs gras et dépourvu de légumes, elles font grossir ; c'est comme cela qu'elles sont consommées aux États-Unis, et cela y explique le succès du régime Atkins (voir chapitre 5) qui interdit tous ces aliments riches en hydrates de carbone.

En revanche, lorsqu'on modère les matières grasses et qu'on les accompagne de légumes, les pâtes aident à maigrir en forme. Ainsi, par exemple, les pâtes aux tomates constituent un plat minceur-forme-santé idéal.

— Première solution, la plus savoureuse mais aussi celle qui demande le plus long temps de préparation : des tomates à la provençale (coupées en deux, agrémentées d'ail, et cuites au four ou dans une poêle avec une goutte d'huile d'olive).

— Deuxième solution, beaucoup plus rapide : des tomates en conserve au naturel, entières ou concassées ; il suffit de 30 secondes pour ouvrir la boîte et les faire cuire à feu doux ou au four à micro-ondes.

Avec des épices ou des herbes de Provence, quelques feuilles de basilic ou des oignons, ce sera encore meilleur pour la santé et plus savoureux. En revanche, un simple concentré de tomates sur des pâtes est moins intéressant car la quantité de légumes est alors insuffisante, et leur consistance mixée les rendrait moins utiles pour ralentir la digestion des glucides des féculents. Si vous aimez le concentré, mettez-en sur les pâtes *en plus* des tomates (ou d'un autre légume) mais non pas à la place.
— Troisième solution, rapide elle aussi : des tomates fraîches avec des pâtes, le tout sous la forme d'une belle salade.

➤ *Viandes, poissons ou œufs ? ils sont indispensables*

Ces aliments sont riches en protéines, et dépourvus de glucides. Leur consommation assure le renouvellement quotidien des protéines de l'organisme et participe au rassasiement. Ils sont indispensables à chaque repas lorsqu'on consomme peu de pain et de féculents.

Vous prendrez autant de viande et de poisson que vous le dicte votre appétit. Ne craignez pas de varier les quantités d'un jour à l'autre, et d'un repas à l'autre, par exemple un petit morceau au déjeuner, un plus gros au dîner ; faites confiance à votre sensation de faim.

Choisissez le plus souvent une viande peu grasse (voir tableau page 193), vous perdrez ainsi plus facilement vos kilos. Si vous les aimez, savourez une viande plus grasse, mais seulement à un ou deux repas par semaine. Comme il vous faut limiter les matières grasses, apprenez à cuisiner les diverses viandes de façon savoureuse et légère (voir pages 194 à 196).

La viande est riche en protéines de bonne qualité, indispensables à un bon équilibre.

C'est également le cas du poisson, des fruits de mer et des coquillages. Les produits de la mer ont, en outre, un avantage bien spécifique : leurs acides gras (constituants élémentaires des graisses, ou lipides) sont bénéfiques pour la peau et le fonctionnement du cerveau ; ce sont les fameux « oméga 3 » (voir page 52) qui, de plus, protègent des maladies cardiovasculaires et du cancer. Aussi, consommez-en au moins trois fois par semaine.

Même si la plupart des poissons « blancs » sont moins « caloriques », profitez également des poissons naturellement gras (voir page 190) ce sont les plus riches en oméga 3.

Apprenez à cuisiner les poissons de façon savoureuse tout en utilisant peu de matières grasses (voir pages 192 à 193). Et évitez certaines préparations trop grasses (sardines ou thon à l'huile, plats cuisinés surgelés).

Les produits au soja peuvent-ils remplacer la viande ? et le lait ?

Le soja est réputé riche en protéines végétales. Pourtant, les pousses de soja vendues en conserve au rayon des produits exotiques ou au rayon frais sont pauvres en protéines : ces pousses sont en réalité issues de la graine de « haricot mungo », alors que le soja riche en protéines est, pour sa part, issu de la graine de « glycine max ». A partir de cette dernière sont alors élaborées toutes sortes de produits dérivés :

— Les boissons à base de soja, natures ou aromatisées : le « tonyu » (ou lait de soja) peut remplacer le lait de vache car il est aussi riche en protéines. Attention toutefois à choisir la gamme « enrichie en calcium », car le soja en est naturellement pauvre. Evitez les boissons sucrées et aromatisées (chocolat, vanille, etc.) si vous cherchez à maigrir.

— Les crèmes dessert au soja ainsi que les « yaourts » au soja, censés remplacer les desserts lactés au lait de vache. Pour choisir ceux qui vous conviennent, appliquez les mêmes critères que ceux énoncés plus haut pour le lait de soja.

— Le tofu (prononcez « tofou »), obtenu par caillage du tonyu. C'est sa version solide, à consommer en cubes revenus à la poêle ou mixé dans des préparations culinaires (légumes farcis, terrines, etc.) Riche en protéines végétales, le tofu remplace la viande ou le poisson dans les menus végétariens. Coupé en dés ou en lamelles et agrémenté d'herbes aromatiques, il s'harmonise bien avec un mélange de légumes ou avec un mélange de légumes et de féculents. 160 g de tofu apporte à peu près autant de protéines que 100 g de viande.
— Les produits transformés à base de tofu – galettes de soja, saucisses de soja – aromatisés au fromage, légumes, céréales. Riches en protéines, ils sont plus gras et plus riches en glucides que le tofu. A utiliser en dépannage. Associez-leur un mélange de légumes et, lorsque vous avez plus faim, quelques cuillères de boulgour et de couscous, ou encore 2 tranches de pain complet.
— Sous forme de farine, le soja entre dans la composition de nombreux aliments industriels qui n'ont rien de végétarien : viandes hachées, charcuteries, plats cuisinés, biscuits, etc. La présence de soja n'est d'ailleurs pas toujours mise en avant sur l'emballage.
— La crème fraîche à base de soja (par exemple, « soya cuisine » chez Alpro). Cette préparation végétale se cuisine comme l'authentique crème fraîche. 60 g de cette « crème végétale » (environ quatre cuillères à soupe) apportent autant de lipides qu'une cuillère à soupe d'huile.

Les œufs et le jambon sont eux aussi riches en protéines, et ils ont l'avantage de la simplicité. Vous pourrez remplacer la viande par un à trois œufs par repas, ou encore une à trois tranches de jambon (1, 2 ou 3, à vous de choisir selon votre appétit). En cas de repas sans pain ni féculents, mangez-en au moins deux (avec un seul, vous n'auriez pas assez de protéines), et allez jusqu'à quatre si vous avez très faim.

Apprenez à cuisiner les œufs sans matières grasses (voir page 196). En ce qui concerne le jambon, alternez jambon cuit et jambon cru selon vos goûts, mais évitez toujours d'en consommer le gras (la couenne).

➤ *Huiles, beurre, crème et margarine : jouez l'équilibre*

Difficile de rester mince quand on mange trop gras. Aussi, modérez les quantités de matières grasses, apprenez à cuisiner de façon savoureuse avec moins d'huile, moins de beurre, moins de crème (voir chapitre 7). Modérer les matières grasses ne signifie pas s'en priver, votre organisme en a besoin, votre goût pour les bons plats également. De plus, l'ajout d'un peu de matières grasses permet de ralentir la digestion des féculents et donc de baisser l'index glycémique (voir page 164) du repas, un avantage pour maigrir.

Toutes les matières grasses sont riches en graisses ou lipides : l'encadré ci-dessous vous présente des portions qui, chacune, vous apportent 10 g de lipides ; chacune aura donc le même effet sur votre poids.

Matières grasses : 10 g de lipides vous sont apportés par :

— 1 cuillère à soupe soit deux cuillères à café d'*huile* (soit 10 g),
— ou 2 cuillères à café rases soit 2 noisettes de *beurre* (soit 10 g),
— ou 2 cuillères à café rases de *margarine* (soit 10 g),
— ou 4 cuillères à café rases de *margarine* ou de *beurre allégés* à 41 % de matière grasse (soit 20 g),
— ou 2 cuillères à soupe rases (ou 1 bombée) de *crème* fraîche (soit 30 g),
— ou 4 cuillères à soupe rases (ou 2 bombées) de crème fraîche allégée à 15 % de matière grasse (soit 60 g),
— ou 2 cuillères à soupe et demie d'une *vinaigrette allégée* du commerce (soit 25 g),
— ou 2 cuillères à soupe rases de *mayonnaise allégée* (soit 20 g).

Je vous conseille de prendre à chaque repas, au déjeuner et au dîner, une portion de matières grasses, telles qu'elles sont énumérées dans l'encadré ci-dessus.

Par exemple, une cuillère à soupe d'huile dans votre salade composée à midi et deux noisettes de beurre avec les pommes de terre en robe des champs au dîner. La margarine est aussi grasse et a le même résultat sur votre ligne que le beurre. Vous pouvez aussi panacher, par exemple, une cuillère à café d'huile par personne pour la salade de tomates et une cuillère à soupe de crème fraîche dans les épinards ou les spaghetti carbonara. Autre option : ne prendre aucune matière grasse à midi, et réserver les deux portions de la journée au dîner ou l'inverse.

Les oméga 3 et l'huile de colza : utiles pour rester mince ?

Comme les poissons gras, les huiles de noix et de colza sont riches en graisses oméga 3, qui protègent le cœur et le cerveau. Par ailleurs, plusieurs études évoquent leur rôle dans la régulation du poids : ainsi, l'équipe de recherche de C. Couet, établie au CHU de Tours, a montré que la présence d'oméga 3 dans l'alimentation augmente de 5 % les dépenses d'énergie et favorise ainsi l'utilisation par l'organisme de son propre tissu graisseux. De plus, plusieurs chercheurs américains ne manquent pas de faire le parallèle entre le taux d'obésité dans leur pays et le faible niveau d'oméga 3 dans l'alimentation des Américains.

Pour votre santé, les huiles de colza, de noix et d'olive sont les plus bénéfiques : choisissez-les préférentiellement (trois fois sur quatre environ) et les autres fois, appréciez aussi la crème ou le beurre. Modérez les températures et les temps de cuisson pour conserver à ces huiles toutes leurs vertus. Contrairement à ce qui est indiqué sur son étiquette, l'huile de colza supporte la cuisson, sauf le bain de friture : c'est ce qu'ont montré plusieurs études récentes résumées en 2003 par Nicole Combe, de l'Université de Bordeaux, dans la revue *Médecine et Nutrition*. Mais, appréciez-les également crues : un filet d'huile d'olive ou de colza sur des pommes de terre en robe des champs ou sur une assiette de légumes cuits, de l'huile de noix avec de la salade verte, etc.

Comment s'y prendre en famille ?

Pas question de faire table à part : vous maigrirez plus agréablement en mangeant en famille les mêmes plats que tout le monde. Prenons l'exemple d'un pavé de saumon, avec du riz et des épinards. Faites cuire le saumon au four ou à la vapeur ; prenez-en une part plus ou moins grande, adaptée à votre appétit ; ajoutez-y 4 cuillères de riz et une très belle part d'épinards, sans oublier 2 cuillères de crème fraîche pour rendre le tout plus savoureux. Les autres membres de la famille prendront du saumon et sans doute plus de riz et de crème mais moins d'épinards que vous ; vous partagerez néanmoins le même plat : ce sera plus simple à préparer, et plus convivial à savourer.

Le fromage, en option

Riches en calcium et en protéines, les fromages n'en sont pas moins très gras, et la gourmandise rend difficile la modération : on prend un premier morceau, puis un deuxième, puis un troisième...

> Aussi, pour terminer vos repas, je vous recommande, plutôt que du fromage, un yaourt ou du fromage blanc, aussi riches en calcium et en protéines mais nettement moins gras.

Néanmoins, lorsque, après le plat principal, vous en avez très envie, terminez votre repas par un morceau de 30 g (l'équivalent d'un huitième de camembert) et ne prenez alors ni fruit ni yaourt.

Une autre option consiste à intégrer de temps en temps le fromage au plat principal : pâtes au parmesan ; gratin de riz et de courgettes à l'emmental ; salade grecque à la féta ; salade de tomates à la mozzarella, etc. Autre option, le repas salade-fromage. Dans ces deux cas, le fromage constituera la « protéine » du plat principal, et vous ne prendrez donc ni viande, ni poisson, ni œuf. Pour maigrir malgré la richesse en graisses du fromage, vous ne dépasserez pas alors 2 morceaux de 30 g pour une femme, 3 pour un homme, soit un total de 60 g de fromage pour une femme, 90 g pour un homme.

Le repas salade-fromage pour les amateurs

Fromage : 2 morceaux de 30 g pour les femmes ou 3 pour les hommes (soit, pour chacun, la taille d'un huitième de camembert ou d'un demi-crottin de Chavignol)	Selon vos goûts, plusieurs morceaux du même fromage ou des fromages différents. Choisissez des fromages traditionnels à 45 ou 50 % de matière grasse.
Du pain, complet, au levain, de seigle, aux céréales : 2 tranches (environ 50 g)	
Une grande salade, assaisonnée d'une vinaigrette avec une cuillère à soupe d'huile de colza, de noix ou d'olive	Par exemple : salade de mâche aux champignons et ciboulette, salade de mâche et de betteraves cuites, salade de haricots verts à l'huile de noisette, salade mesclun et haricots verts, salade batavia aux tomates, salade d'endives aux pommes fruits et huile de noix, salade laitue aux carottes râpées.
Un ou deux verres de vin *(si vous en avez envie)*	
Un fruit ou une salade de fruits *(si vous en avez envie)*	

Des desserts variés et source de santé

Le plat principal suffit à l'équilibre du repas, mais lorsque vous souhaitez terminer votre repas par une note plus douce, prenez un yaourt et/ou un fruit.

Les fruits constituent un excellent dessert. Faites votre choix, en sachant qu'une part moyenne pour un adulte correspond à :

- une pomme, une poire, une orange, une pêche ou une nectarine ;
- un ou deux kiwis ou encore une ou deux mandarines ;
- un bol de fraises, de framboises, de cassis ou de groseilles ;
- trois-quatre abricots ou trois-quatre prunes ou trois figues ;
- une banane de taille moyenne ou une demi-banane de grande taille ;
- une belle poignée de cerises ou de mirabelles ;
- un demi-melon ou une belle tranche de pastèque ;
- un (ou un demi) pamplemousse, ou encore une demi-mangue ;
- deux tranches (ou un quart) d'ananas ;
- cinq à sept litchis, ou encore un kaki ;
- une belle grappe de raisin.

Pour plus de plaisir et de santé, n'hésitez pas à faire des mélanges. Par exemple, des fraises et une demi-banane ou une demi-pomme Grany avec de la mangue. Manger les fruits frais constitue la façon la plus simple et la plus naturelle de les consommer, mais, si vous aimez les fruits cuits, essayez les fruits au four (par exemple une pomme au four avec de la cannelle) ou des fruits pochés (poires, pommes, prunes, ananas, cerises, abricots, etc.). Les compotes sont moins intéressantes pour votre poids, car, lorsqu'un fruit est mixé, ses glucides lents deviennent « plus rapides ».

Est-il vrai qu'un fruit au dessert soit mauvais pour la santé et pour la ligne ?

Les fruits peuvent tout à fait être consommés en fin de repas, sans subir de « fermentation » ni provoquer une « mauvaise digestion dans l'intestin ».
De plus, l'idée que les fruits pris en dehors des repas ne feraient pas grossir, alors qu'en fin de repas ils seraient mauvais pour la ligne, est totalement fausse.

Les laitages constituent également un dessert recommandé lorsqu'on cherche à maigrir puis à garder la ligne, surtout les variétés riches en calcium et pauvres en matières grasses (voir page 199). Par ailleurs, le yaourt et le fromage blanc se marient bien avec des fruits coupés en morceaux (pommes, bananes, poires, abricots, etc.) ou avec des fruits rouges (fraises, framboises, groseilles, mûres, myrtilles, etc.). Le fructose, sucre naturel des fruits, vient alors adoucir la saveur un peu aigre du laitage. Vous pouvez aussi agrémenter le mélange avec un édulcorant intense (voir page 215) ou, pour varier les saveurs et éviter toute lassitude, une cuillère à café de confiture de miel ou encore de crème de marron. Ainsi, vous composerez des desserts gourmands, colorés et sources de bienfaits.

Voici quelques exemples d'associations pour un dessert léger et savoureux :

- des fraises macérées avec des feuilles de menthe, un yaourt nature et une pointe de gelée de cassis ;
- une pomme au four et quelques framboises avec un fromage blanc à la cannelle ;
- une poire pochée aux épices et un fromage blanc vanillé ;
- une salade d'agrumes à la menthe et un fromage blanc parfumé à la confiture d'abricot ;
- une salade de fruits aux framboises et kiwi avec un verre de lait vanillé ;

- trois abricots et un verre de lait fermenté au miel d'acacia ;
- une pomme en quartiers et un yaourt allégé aux fruits des bois ;
- une banane pochée à l'orange et un fromage blanc avec du miel de châtaignier ;
- une papillote de fruits d'hiver à la cannelle, un yaourt nature et du miel de sapin ;
- une poire au four et un verre de lait chaud à la cannelle ;
- un pamplemousse en quartiers, un fromage blanc et de la fleur d'oranger ;
- une poire au jus de citron et un lait parfumé au thé ;
- méli-mélo de raisin (blanc et noir) et un yaourt nature avec de la confiture d'orange ;
- une pêche pochée à la cannelle, du fromage blanc et du miel d'acacia ;
- une salade de fruits d'été (fraises, framboises, groseilles, myrtilles) et un lait frais aux feuilles de menthe.

Ni le fruit ni le laitage ne sont indispensables en fin de repas

Le plat principal constitue la pièce maîtresse du repas. Ni le fruit ni le laitage ne sont essentiels, ne les consommez que si vous avez encore faim ou si vous souhaitez terminer votre repas sur une douceur. Ainsi, certains jours, vous aurez envie d'un fruit et d'un laitage au déjeuner et au dîner ; prenez-les alors sans arrière-pensée, ils ne vous empêcheront pas de maigrir. À l'inverse, lorsque vous n'en voulez pas, plusieurs options s'offrent à vous :

— Les remplacer par un morceau de fromage (voir page 53), par un carré de chocolat (par exemple avec le café, au restaurant) ou encore par 2 à 4 fruits secs (dattes, abricots, figues, pruneaux).

— Prendre dans la matinée, l'après-midi ou la soirée, le fruit et/ou le laitage non consommé au repas lui-même. Par exemple, un goûter avec un yaourt et une pomme après un déjeuner sans fruit ni laitage ; une banane à midi avant d'aller en salle de gym, et pas de

fruit à la fin du déjeuner ; avant de vous coucher, les framboises ou le yaourt que vous n'auriez pas pris au dîner.
— Prendre les deux fruits et/ou les deux laitages à l'un des deux repas de la journée et n'en prendre aucun à l'autre.
— Ne les prendre ni aux repas ni à un autre moment de la journée : ils sont facultatifs, et l'équilibre alimentaire sera maintenu qu'ils soient ou non présents.

Même si vous êtes amateur de pâtisseries, évitez-les au cours de la phase rapide de votre amaigrissement, ou cantonnez-les à un repas hebdomadaire, par exemple le week-end. Privilégiez alors tartes, clafoutis, sabayons et autres desserts à base de fruits, en prenant une petite part ; les éclairs (au chocolat ou au café) ainsi que les flans sont également moins riches que les autres pâtisseries comme les gâteaux au chocolat ou les crèmes glacées. Une autre option : une boule de sorbet avec une salade de fruits.

Les repas sur le pouce

Chez soi ou au bureau, on cherche parfois à gagner du temps sur ses horaires de repas. On peut alors se faire livrer une salade composée, simple et pleine de saveurs, ou mieux la préparer chez soi puis l'emporter sur son lieu de travail dans une boîte hermétique. Pour réaliser un repas sur le pouce, associez par exemple :

- deux ou trois œufs durs, quatre tomates à la croque et du pain aux céréales ;
- deux ou trois tranches de saumon fumé en salade avec une scarole, du riz et des champignons de Paris au citron ;
- du maquereau au vin blanc avec une salade de laitue, de tomates et de pâtes, le tout agrémenté d'une sauce au vinaigre balsamique ;
- un beau blanc de poulet avec de la moutarde à l'ancienne, du pain de seigle et une salade d'endives avec tomate et radis, accompagnés d'une sauce Tabasco ;

– une salade composée avec 8-10 bâtonnets de surimi, de concombre à la ciboulette, de la salade verte ;
– deux ou trois tranches de jambon cuit, du pain de seigle et un méli-mélo de légumes à la croque (concombre, tomates, bouquet de chou-fleur, radis, champignons de Paris) ;
– une salade composée avec du thon au naturel, des pommes de terre, du concombre, des tomates et de la salade verte assaisonnée d'une sauce à l'aneth.

Pour ne pas passer le matin plus de cinq minutes à préparer une salade composée, utilisez un reste de féculents – pâtes, riz, pommes de terre, etc. – de la veille au soir. Et ne vous contentez pas de quelques feuilles de salade verte, vous n'auriez pas une quantité suffisante de légumes (voir page 43).

Déjeuner rapide au restaurant ou dans une brasserie : comment s'y prendre

Si vous déjeunez au restaurant ou dans une brasserie et disposez de peu de temps en raison de votre activité professionnelle, je vous conseille :
• de ne pas prendre d'entrée,
• de choisir un plat principal (plat chaud ou salade composée) avec :
— viande, volaille ou poisson : une belle part, à votre convenance,
— une pleine assiette de légumes,
— une quantité modérée de sauce,
• d'éviter le pain et les féculents,
• de terminer, si vous en avez le temps, l'envie et la disponibilité, par un yaourt *ou* un fruit *ou* un beau carré de chocolat.

Dans une brasserie ou au restaurant, les plats sont généralement assez gras. Par ailleurs, il est souvent difficile d'y avoir légumes *et* féculents. Aussi, ne prendre ni pain ni féculents vous permettra de compenser la richesse du plat en matières grasses ; de plus, vous aurez ainsi des légumes, indispensables aux deux plats principaux de la journée. Enfin, avec ce repas reconstituant mais léger, vous serez en pleine forme, car vous ne subirez pas la somnolence de l'après-midi qui succède aux repas trop lourds. Et, pour la petite touche de plaisir en fin de repas, dégustez un carré de chocolat avec votre café.

Autre solution pour un repas rapide à préparer, rapide à consommer mais bien équilibré, la formule basée sur 2 à 4 laitages (pour les protéines) et 1 ou 2 fruits (pour les sucres lents et les fibres). Par exemple :

- une banane, une barquette de framboises et 3 yaourts nature avec un peu de miel ;
- une pomme, deux yaourts aux fruits à 0 % MG et un fromage blanc à 20 % MG ;
- une poignée de cerises, une pêche et trois yaourts allégés aromatisés ;
- des fraises et 2 yaourts nature.

Eau, vin, sodas, jus de fruits : quelles boissons choisir ?

Pour maigrir puis rester mince, le choix des boissons a autant d'importance que celui de la nourriture.

Concernant les quantités, vous avez intérêt à boire à votre soif, et si possible au moins un litre et demi par jour (toutes boissons confondues) ; cela contribuera à nettoyer votre organisme et à vous rassasier (la simple distension de l'estomac sous l'effet d'un liquide participe aux mécanismes physiologiques de rassasiement).

Selon votre soif et vos goûts, buvez aux repas ou entre les repas, peu importe le moment. Contrairement à une idée répandue, boire pendant les repas ne fait pas grossir, mais peut au contraire vous aider à rester mince. Au restaurant, par exemple, en attendant l'entrée ou entre deux plats, il sera préférable pour votre ligne de boire un (ou plusieurs) verre d'une eau plate ou gazeuse, plutôt que de grignoter du pain sans y penser.

➤ *Indispensable : l'eau*

L'eau est la seule boisson indispensable. Qu'il s'agisse d'eau du robinet ou d'une eau minérale, ce devrait être la boisson de base dans la journée et à vos repas ; cela ne vous empêche pas, on le reverra, de prendre du vin à table.

Les eaux gazeuses sont légèrement salées, d'où un risque de rétention d'eau ; si vous y êtes sujet, limitez-en la consommation à un demi-litre par jour, ou tournez-vous vers les eaux de Perrier, Salvetat et Vittelloise : ces trois eaux gazeuses ne sont pas plus salées que les eaux minérales plates.

Boire de l'eau, un bouclier magique pour le cœur ?

Dans la très sérieuse revue scientifique *American Journal of Epidemiology* ont été révélés en 2002 les résultats surprenants d'une étude conduite par J. Chan et ses collaborateurs à la faculté de santé publique de Linda en Californie (États-Unis). Les chercheurs ont suivi pendant six ans plus de 20 000 volontaires, hommes et femmes âgés de 38 à 100 ans et ne souffrant au départ de l'étude d'aucun trouble cardio-vasculaire. Ils ont répertorié leurs habitudes alimentaires, y compris les boissons. Au cours de ces six années, 246 des volontaires sont décédés d'un infarctus du myocarde (ou crise cardiaque). Et, à la grande surprise des chercheurs, le risque de survenue d'un infarctus fatal est apparu être deux fois plus élevé parmi les petits buveurs d'eau (2 verres ou moins) que parmi les grands (5 verres ou plus), et ce chez les hommes comme chez les femmes.

Comment expliquer cette protection surprenante attribuée à la consommation d'eau ? Pour comprendre, il faut savoir que l'une des principales causes de thrombose des artères et d'infarctus du myocarde correspond à un excès de viscosité du sang, celui-ci étant alors plus prompt à former un caillot fatal. Ainsi, par exemple, au petit matin le sang est plus visqueux et, parallèlement, le risque d'infarctus est particulièrement élevé. Or, après son ingestion, l'eau est absorbée par l'intestin puis rejoint le secteur plasmatique de l'organisme : elle se mélange au sang et en dilue ainsi les divers facteurs de coagulation. Étant moins concentrés, ceux-ci voient alors leur activité diminuer, le sang devient moins visqueux et le risque de thrombose artérielle puis d'infarctus du myocarde diminue d'autant.

Boire de l'eau est une excellente chose pour le cœur ; à l'inverse, certaines boissons auraient plutôt un effet néfaste. Dans l'étude de J. Chan, les personnes qui consommaient une grande quantité de sodas ou de jus de fruits présentaient non pas moins, mais plus de risques d'infarctus du myocarde. Il faut aller chercher l'explication de ce phénomène dans le fait que ces boissons sont trop fortement concentrées en minéraux et en sucre – saccharose pour les sodas, fructose pour les jus de fruits. L'estomac supporte mal cette forte concentration (les nutritionnistes parlent d'hyperosmolarité), et, pour la compenser, fait appel à l'eau du plasma sanguin. Ce déplacement d'eau du sang vers le tube digestif concentre les facteurs de coagulation et élève la viscosité du sang de façon contraire à celui de l'eau.

Ainsi, boire de l'eau et éviter (ou au moins modérer) la consommation de sodas et de boissons aux fruits s'avère bénéfique pour le cœur. Il en est de même pour la ligne : les travaux scientifiques de l'équipe de Walter Willet (Harvard Medical School à Boston) publiés en 2004 dans le *Journal of the American Medical Association* confirment que les femmes qui boivent régulièrement des sodas ou des boissons aux fruits prennent plus de poids que les autres.

➤ *Les sodas et jus de fruits perturbent le contrôle naturel de l'appétit*

Sauf à quelques moments d'exception, ne buvez ni sodas ni boissons aux fruits. Gazeuses ou plates, les boissons sucrées sont très riches en sucre (un grand verre de Coca apporte l'équivalent de cinq morceaux de sucre). En outre, parce qu'ils sont sous une forme liquide, les sucres de ces boissons parcourent trop rapidement l'estomac, perturbent le contrôle naturel de l'appétit et déclenchent dans l'organisme une sécrétion plus élevée d'insuline.

Les boissons sucrées conduisent à manger plus de calories que le corps n'en dépense puis à les stocker plus facilement, deux mécanismes qui se conjuguent pour faire grossir : une équipe médicale américaine a ainsi démontré chez des enfants que chaque verre supplémentaire de soda sucré (Coca-Cola, etc.) consommé quotidiennement augmente de 50 % le risque d'obésité quelques années plus tard.

Les jus de fruits présentent un inconvénient semblable : consommés sous une forme liquide, leurs glucides (le fructose) calment moins bien l'appétit que si le fruit était mangé et cela peut expliquer une prise de poids chez les consommateurs réguliers. Cet inconvénient concerne tous les jus de fruits du commerce, qu'ils soient ou non « 100 % jus de fruits », mais également les fruits pressés par vos soins. Si vous avez du mal à rester mince, mangez des fruits, mais ne les « buvez » pas.

➤ *Jus de tomate et citron pressé, pour la ligne et la santé*

À la différence des autres jus de fruits, le jus de tomate et le citron pressé contiennent peu de glucides. Ils peuvent donc constituer une boisson agréable à l'heure de l'apéritif. De plus, ils ont chacun des vertus nutritionnelles.

À l'instar des tomates fraîches ou des tomates cuites, le jus de tomate participe à la prévention des maladies cardiovasculaires. Selon vos goûts, n'hésitez pas à l'agrémenter de Tabasco (quelques gouttes de sauce de piment), mais n'abusez pas de sel de céleri.

Le citron pressé est riche en vitamine C, mais, à la différence de l'orange ou du pamplemousse pressé, il apporte peu de fructose, donc peu de calories. Pour compenser sa saveur acide, il est souvent indispensable de l'allonger avec de l'eau. Au besoin, sucrez-le avec un édulcorant, mais évitez le sucre.

➤ *N'abusez pas des boissons light*

Contrairement à leurs grandes sœurs, très sucrées, les boissons « light » sont peu caloriques en raison du remplacement du sucre par un édulcorant intense (voir page 215) ou un mélange d'édulcorants. Ces édulcorants sont pratiquement dépourvus de calories, ce qui les rend apparemment inoffensifs pour votre ligne.

Les boissons light ont cependant trois inconvénients, certes mineurs par rapport à ceux des sodas sucrés, mais trois inconvénients quand même :

- elles déclenchent une sécrétion d'insuline par le pancréas, ce qui favorise le stockage des aliments consommés au même repas ; on risque de freiner la lipolyse (ou combustion de la graisse) lorsqu'on en consomme entre les repas ;
- elles perpétuent voire accentuent l'attirance pour le sucré ;
- elles perturbent les mécanismes naturels du choix des aliments : consommées avant ou pendant un repas, elles augmentent l'attirance pour les aliments gras et très salés ou sucrés tels que les chips, les frites ou les biscuits et réduisent l'envie d'aliments plus propices à la perte de poids tels les fruits, les légumes et les féculents peu gras.

> Lorsque vous avez vraiment envie d'une boisson à la saveur sucrée, consommez-la light plutôt que sucrée, cela sera préférable pour votre perte de poids. Mais, progressivement, réduisez-en la consommation pour, finalement, vous contenter d'un verre par jour, voire deux ou trois à l'occasion d'une soirée. Sachez avant tout apprécier l'eau, plate ou gazeuse : pour la ligne, il est préférable de boire un verre de Perrier ou de Badoit plutôt qu'un Coca-Cola light ou un Orangina light.

➤ *Les eaux aromatisées, très tendance*

Les eaux aromatisées sont des eaux minérales dans lesquelles on a ajouté des extraits de plantes (en général de la menthe, du citron ou de l'orange). Certaines ont un apport calorique négligeable et ne contiennent ni sucre ni édulcorant.

Eaux minérales n'apportant pas de sucre, à 0 calorie, à base d'extraits végétaux ou d'arômes naturels

Eaux plates : Volvic citron-citron vert, Volvic pamplemousse rose ; Amanda citron vert-citron (Monoprix).
Eaux pétillantes : Perrier citron, Perrier citron vert ; Salvétat citron-citron vert ; Badoit citron-citron vert.

Eaux minérales à 0 calorie mais au goût sucré, à base d'édulcorants

Eaux plates : Taillefine fraise-framboise, Taillefine pamplemousse rose-thé vert ; Contrex pêche-fleur d'oranger, Contrex mûre-framboise, Contrex poire-vanille.
Eaux pétillantes : Taillefine pétillante citron citron vert ; Vichy Célestins abricot-pêche, Vichy Célestins pastèque-raisin-framboise.

Eaux minérales sucrées

Eaux plates · Volvic nouvel orange (3 % de sucre), Volvic cassis (4,8 %), Volvic pêche-orange (5,5 %), Volvic fraise (5,5 %) ; Vittel pêche d'enfer (5,5 %), Vittel fraise (5,5 %).
Eaux pétillantes : Badoit framboise-pomme verte (3 %) ; Salvétat fraise (5 %), Salvétat abricot (5 %) ; Perrier fluo cerise-gingembre (6 %).

Appréciez-les raisonnablement (1 à 3 verres par jour), mais plutôt entre les repas : tant pour des raisons gastronomiques que nutritionnelles, buvez de l'eau « nature » au déjeuner comme au dîner. Les processus physiologiques qui contrôlent la manière dont le repas vous rassasie seront ainsi mieux ajustés aux besoins de votre organisme.

Méfiez-vous des autres eaux aromatisées. Certaines sont édulcorées, avec les mêmes inconvénients que les boissons « light ». D'autres sont sucrées : même si c'est à une concentration moindre, elles ont, comme les sodas, le désavantage de vous apporter du sucre sous une forme liquide.

➤ *Thés et tisanes, sans modération*

Il existe un grand nombre de thés, de quoi satisfaire chacun, depuis un thé classique comme le Darjeeling, le Ceylan ou le thé vert, jusqu'aux thés parfumés à la vanille, au caramel ou aux extraits de fruits ; de même, traditionnelles ou industrielles, le nombre de tisanes a de quoi impressionner.

L'intérêt de ces boissons se situe à plusieurs niveaux. D'abord, un certain *cérémonial*. Vous faites chauffer de l'eau, puis vous la versez dans la théière. Après quelques minutes d'infusion, vous dégustez votre thé ou votre tisane dans une jolie tasse ; selon vos goûts, vous y ajoutez ou non un nuage de lait ou quelques gouttes de citron. La préparation comme la dégustation ont un effet apaisant. C'est précieux aux heures où l'on mange plus par stress, par énervement ou par ennui que par faim, notamment le soir.

Autre atout : le bénéfice *santé*. On a longtemps prêté certaines vertus spécifiques aux tisanes, comme celle de favoriser le transit ou de calmer. On découvre maintenant, avec des données tout à fait scientifiques, les effets protecteurs du thé (riche en tanins) vis-à-vis de certains cancers (comme celui de la prostate) ou encore des maladies cardio-vasculaires. Ces tanins semblent même augmenter légèrement la combustion des graisses dans notre corps, mais n'ont pas encore démontré scientifiquement une vertu amincissante spécifique. Le thé vert est particulièrement riche en tanins, mais le thé classiquement consommé en Occident (le thé noir fermenté) n'en est pas dépourvu : choisissez donc un thé à votre goût.

Si vous n'aimez que le thé ou la tisane sucrés, deux solutions :

• La première, que je vous conseille : changez de marque de thé ou de tisane, essayez d'autres saveurs, mettez-vous aux thés ou aux tisanes vendus en boîte ou en « vrac » dans les magasins spécialisés (souvent nettement plus savoureux que les sachets de thé), sortez des sentiers battus : une saveur plus marquée et plus agréable appellera moins un ajout de sucre.

• La seconde solution : remplacez le sucre par un édulcorant tel l'aspartame ou la saccharine.

Évitez en revanche l'Ice tea ou les thés glacés du commerce. Très sucrés, ils présentent les mêmes inconvénients que les sodas. Attention également aux thés servis par la plupart des distributeurs automatiques, dans les bureaux par exemple : l'indigence de leur saveur explique qu'ils soient presque toujours sucrés.

➤ *Le café, pour le plaisir*

> Contrairement à une idée reçue, le café (non sucré) ne fait pas grossir.

Certes la caféine entraîne une sécrétion d'insuline par le pancréas, mais celle-ci est discrète et compensée par une augmentation des dépenses d'énergie (avec la caféine, le corps « brûle » plus de calories) : au total, l'effet sur le poids est sensiblement nul. Une exception : si vous avez un diabète provoqué par la surcharge pondérale, l'effet de la caféine sur l'insuline est plus important : ne dépassez-pas alors 2-3 tasses par jour, ou choisissez du décaféiné.

Comme pour le thé, choisissez un café de qualité, suffisamment savoureux pour le déguster sans sucre ; sinon, prenez-le avec un édulcorant.

Le café accélère le rythme du cœur ; ce phénomène n'est pas gênant sauf en cas d'hypertension ou de troubles du rythme cardiaque : contentez-vous alors de deux ou trois cafés par jour ou, autre solution, prenez du décaféiné. Ce conseil est également valable si le café vous empêche de dormir.

➤ *Les boissons alcoolisées*

Riche en énergie (7 calories par gramme, soit près de deux fois plus que les protéines et les glucides, et presque autant que les graisses ou lipides), l'alcool ne se convertit pourtant pas en graisse dans le corps : il est essentiellement brûlé par nos cellules. Cependant, l'alcool rend plus difficile la combustion des graisses par l'organisme, ce qui favorise indirectement la prise de poids. Ce phénomène est surtout marqué lorsqu'on mange gras : la répétition de repas à la fois trop gras et trop arrosés est une source de prise de poids. En revanche, si vous buvez avec modération, cela ne vous empêchera pas de maigrir.

Comparé aux autres boissons alcoolisées, le vin a l'avantage d'être riche en tanins aux effets protecteurs, supposés ou prouvés selon les cas, contre les maladies cardio-vasculaires ou même la maladie d'Alzheimer. Cette qualité est essentiellement l'apanage des vins rouges, plus riches en tanins que les vins blancs.

Ces bénéfices se manifestent pour une consommation modérée (un ou deux verres de vin pour une femme, un à trois pour un homme, un verre correspondant à douze centilitres environ). En revanche, boire plus constitue un risque indéniable pour la santé bien sûr, mais également pour la ligne ; aussi, après avoir maigri, pour vous stabiliser et rester en bonne santé, ne dépassez pas ces quantités.

Lorsqu'on commence à boire régulièrement des boissons alcoolisées, on prend un risque, minime mais réel, de devenir alcoolo-dépendant. Si vous n'aimez pas le vin, ne vous croyez pas obligé d'en boire pour protéger vos artères : les fruits et les légumes sont eux aussi riches en tanins protecteurs, de même que le thé.

Vin, champagne et alcools : comment maigrir en les appréciant

Au cours de la phase active de la perte de poids, ne dépassez pas, en moyenne, 1 verre de vin par jour. Si vous l'appréciez surtout au cours de repas entre amis, par exemple le week-end, buvez-en alors 2-3 verres le même jour, et abstenez-vous les autres jours.

Selon l'occasion, remplacez un verre de vin par une coupe de champagne (du brut, car peu sucré) ou un doigt (horizontal et non vertical !) d'un alcool fort non sucré : pastis, vodka, whisky, rhum ou gin par exemple. Pour confectionner un cocktail, évitez l'association sucre et alcool comme dans la vodka-orange, le whisky-Coca ou le gin-tonic, sauf si le soda est « light » ; par exemple, un Coca-Cola light avec du whisky ou encore du Schweppes light avec le gin.

Évitez la bière ou n'en consommez qu'avec beaucoup de modération (un seul « demi », soit 25 cl, par semaine) : en effet, outre sa teneur en alcool, elle est riche en sucre, la conjonction des deux favorisant la sécrétion d'insuline par le pancréas. La même remarque s'applique au kir, aux liqueurs et aux vins cuits tels le porto ou le Martini.

CHAPITRE 2

Maigrir chacun à son rythme puis se stabiliser

On lit parfois qu'il faudrait maigrir de façon régulière, perdre chaque mois le même nombre de kilos. En réalité, il n'en est rien et les études scientifiques ont démontré qu'il n'est pas néfaste d'alterner des périodes lentes avec d'autres plus rapides : cela ne met pas en cause la réussite finale.

> D'après mon expérience, l'important est avant tout d'être en phase avec soi-même, de ne pas brusquer les choses (par exemple, vouloir perdre trop vite du poids alors même que l'on cumule soucis et contraintes), mais également de savoir profiter des opportunités lorsque l'environnement familial et professionnel rend possible la réussite d'une phase rapide.

Avec mes patients, je compare volontiers le parcours vers leur objectif poids à un voyage en voiture. Lorsque la route, le temps et la vigilance du conducteur s'y prêtent, on peut rouler assez vite ; mais lorsque l'itinéraire devient plus sinueux, que l'orage gronde ou que la fatigue guette, il est indispensable de lever le pied.

Aussi, je ne veux pas vous imposer un parcours et une vitesse prédéfinis ; je préfère vous proposer une méthode en

« kit » dont vous allez vous-même mener la conduite au gré des événements de votre vie : c'est vous qui tenez le volant, mon rôle se limite à vous présenter la carte et une boussole.

La phase rapide : lorsqu'on a besoin de perdre assez vite ses kilos

➤ *Quand commencer la phase rapide ?*

La méthode que je vous propose dans le chapitre précédent est rapide, mais aussi suffisamment souple et équilibrée pour être suivie sur n'importe quelle durée, courte ou longue, selon le nombre de kilos à perdre et, bien sûr, selon la satisfaction ressentie à la prolonger. Néanmoins, elle nécessite d'obéir à une certaine discipline et de disposer de temps pour changer ses habitudes concernant, par exemple, les courses ou la façon de cuisiner. Aussi, avant de vous y engager, je vous invite à vous assurer que le moment est bien opportun.

Pour augmenter vos chances de réussite, choisissez une période où vous aurez l'esprit relativement libre pour consacrer une partie de votre énergie et de votre temps à la réalisation et au suivi de cette méthode.

À l'inverse, différez votre projet si :

- vous avez de nombreux soucis professionnels et/ou personnels et, de ce fait, avez besoin du réconfort que procurent les repas gourmands ;
- vous entrez dans une période de sollicitations multiples (invitations, voyages, repas d'affaires difficiles à gérer, etc.) ;
- vous êtes sensible à la lumière et à la température extérieure, et que l'on se situe au milieu de l'automne ou en hiver.

Le fait de différer cette phase rapide ne signifie pas que vous deviez définitivement y renoncer. Commencez par une phase plus copieuse (voir page 76...), puis, lorsque votre forme, votre moral et votre mode de vie s'y prêtent, vous choisirez d'accélérer la cadence, avec alors lc maximum de chances de réussite.

➤ *Combien de kilos s'attendre à perdre ?*

La phase rapide conduit à une perte de poids comprise généralement entre trois et cinq kilos par mois. Les hommes perdent habituellement plus vite que les femmes, les jeunes que les personnes plus mûres, les actifs que les sédentaires. La vitesse de l'amaigrissement dépend bien sûr également de la fréquence des impondérables : fringales, repas chez des amis ou au restaurant, voyages d'affaires ou d'agrément, etc. Si vous êtes souvent soumis à ces « extras », ne vous culpabilisez pas et ne perdez pas confiance : vous parviendrez quand même à maigrir, même si c'est plus lentement.

➤ *Comment réagir si on a trop faim*

Au cours des deux-trois premiers jours, il est probable que vous souffrirez de la faim : tenez bon, c'est normal car votre organisme a besoin de 48 heures pour modifier son métabolisme et s'adapter à cette façon de manger qui est nouvelle pour lui. Les jours suivants, il aura appris à puiser dans vos réserves de graisse pour assurer ses besoins d'énergie, et c'est ce phénomène même qui vous permettra de perdre des kilos. Une faim supportable se manifestera cependant dans la demi-heure qui précède vos repas : votre corps vous signale ainsi qu'il est temps de se mettre à table. Ne vous en inquiétez pas, c'est une réaction normale et même souhaitable : physiologiquement, l'idéal serait de ne manger que lorsque l'organisme manifeste ainsi ses vrais besoins.

En revanche, si, au bout d'une semaine, vous souffrez encore de la faim entre les repas, il faut faire quelque chose. Commencez par relire le chapitre précédent, et comparez avec votre façon de faire. Êtes-vous sûr de manger suffisamment de viande (ou de poisson) et de légumes ? n'hésitez-pas à augmenter vos parts. Vous avez cru bien faire en ne prenant ni les féculents ni le pain ? Ne cherchez pas à aller trop vite en les écartant. Vous ne mangez rien le matin ? Si vous n'avez vraiment pas assez faim pour petit déjeuner, prenez un en-cas 2-3 heures plus tard (voir page 36).

Les hommes ont-ils besoin de manger plus que les femmes ?

Spontanément, les hommes mangent habituellement plus que les femmes. Parallèlement, leur corps brûle plus d'énergie, car ils sont naturellement plus musclés : de par leur métabolisme, les muscles brûlent des calories même dans les moments où ils sont au repos. Tout cela explique qu'ils maigrissent généralement plus vite.
Ils ont également plus d'appétit. Si tel est votre cas, si vous êtes un homme avec un bon coup de fourchette, ces quelques conseils vous sont destinés :
— Lorsque vous avez faim en début de journée, prenez le matin un fruit ou un laitage (ou encore un œuf ou une tranche de jambon) en plus des deux prévus. Autre possibilité, manger des tartines au petit déjeuner (voir page 38), tout en conservant des féculents aux deux repas suivants.
— Au déjeuner et au dîner, servez-vous une belle part de viande, de volaille ou de poisson, un morceau d'au moins 150 g. N'oubliez pas les légumes. Si, de par votre rythme de vie, vous mangez peu à midi et avez faim le soir, ajoutez à votre dîner une option parmi celles proposées dans les pages qui suivent.

Si ces ajustements ne suffisent pas, prenez des repas plus copieux (voir page suivante).

> Il est primordial d'être en accord avec soi-même, de ne pas s'imposer de défis insurmontables : mieux vaut perdre ses kilos un peu moins vite, mais en restant en forme, décontracté et en menant une vie normale, que l'inverse.

➤ *Coup de fatigue, déprime, stress... ne pas se laisser abattre*

Vous pouvez aussi choisir de manger d'une façon plus roborative, quitte à maigrir un peu moins rapidement, à l'occasion d'un surmenage, d'un souci familial ou d'une suractivité sportive, ou encore lors des froides semaines d'hiver : les journées plus courtes et le froid extérieur incitent souvent à manger de façon plus riche. Ne cherchez pas alors à jouer à Superman ou à Wonderwoman : vous aurez sans doute besoin de toute votre énergie pour passer un cap difficile. Une séparation affective, un changement d'orientation professionnelle ou encore un examen universitaire occupent parfois trop l'esprit pour se consacrer à une démarche active d'amaigrissement ; si c'est votre cas, efforcez-vous déjà de conserver un poids stable : les « grands principes » vous y aideront (voir page 79).

Cependant, dans ces mêmes circonstances, certaines personnes sont au contraire stimulées et soutenues par leur propre dynamique de perte pondérale : celle-ci oblige en effet à se recentrer sur soi et, ce faisant, à ne pas se laisser envahir par ses problèmes. Si cet état d'esprit vous correspond, la phase rapide vous conviendra bien : son équilibre vous donnera du tonus, et son efficacité vous rendra plus optimiste.

Dans d'autres périodes, plus joyeuses, il serait dommage de ne pas vivre pleinement vos vacances d'été ou la période des fêtes de fin d'année. Ne vous isolez pas pendant les repas, mais arrangez-vous pour ne pas grossir (voir page 101) : il sera toujours temps, quelques semaines plus tard, de (re)commencer à perdre vos kilos.

Changer de rythme : la période de transition

Lorsque vous cherchez à ralentir le rythme après avoir perdu rapidement les premiers kilos, vous allez conserver mais étoffer les repères présentés pages 13 à 69. Il en va de même si, doté d'un bon appétit, vous décidez de manger plus dès le début de votre amaigrissement. Vous aurez alors à choisir entre deux options à ajouter aux repas de la phase rapide (présentée dans le chapitre précédent) :

• Soit doubler les portions de matières grasses, c'est-à-dire passer à 4 cuillères à soupe d'huile (ou équivalent) par jour, mais sans augmenter les parts de féculents ou de pain. Par exemple, une cuillère à soupe d'huile pour l'entrée et une pour le plat des deux repas ; ou encore deux cuillères à soupe d'huile (ou équivalent) au plat du déjeuner, une à l'entrée de ce même déjeuner mais une seule du dîner.

• Soit augmenter la part de féculents des 200 g quotidiens de la phase rapide à 300 g, soit 100 g de plus par jour – en se rappelant que 100 g de féculents = 50 g de pain. Par exemple, reprendre du pain le matin (50 g environ), et conserver 100 g de féculents pour les deux autres repas ; ou encore rester aux fruits et laitages le matin (sans pain), rester à 100 g de féculents à midi mais prendre une part plus copieuse de 200 g le soir.

Vous pouvez répartir ce supplément de matières grasses ou de féculents entre les divers repas, à votre convenance. Par ailleurs, vous pouvez alterner, en choisissant certains jours le supplément de matières grasses, d'autres celui constitué du pain ou des féculents.

Le lendemain d'un repas festif, au restaurant ou chez des amis par exemple, il sera préférable d'éviter ces options afin de compenser les excès de la veille. Et, bien sûr, les jours où vous aurez peu d'appétit, ne les prenez pas.

Je vous conseille de prolonger cette période plus copieuse durant 4 à 6 semaines. Ensuite, faites le point sur l'évolution de votre poids et les kilos qui vous restent à perdre.

- Vous maigrissez encore et ce rythme vous convient ? Prolongez-le.
- Vous stabilisez déjà votre poids alors même que vous souhaiteriez encore en perdre ? Reprenez la phase rapide, en supprimant les « extras optionnels ».
- Vous souhaitez vous stabiliser ? Lisez les lignes qui suivent.

Réussir à long terme : la période de stabilisation

On reprend vite les kilos lorsqu'on les a perdus avec une méthode déséquilibrée ou frustrante :

- Un régime pauvre en protéines conduit à une fonte musculaire, d'où une chute accélérée des dépenses d'énergie puis une reprise de poids quasi inévitable ; c'est le cas, par exemple, du « régime ananas » ou, plus récemment, du régime basé sur la « soupe au chou ».
- Lorsqu'ils durent plusieurs mois, les régimes riches en lipides et pauvres en glucides conduisent au même phénomène, même si c'est à un degré moindre ; de plus, ils augmentent l'attirance pour le gras, d'où une difficulté à stabiliser son poids. C'est ce qui se passe avec les régimes *low carb* tel le régime Atkins.
- Les régimes bourrés d'interdits conduisent à une frustration telle que, l'objectif atteint et le régime terminé, on a tendance à se « ruer » vers tout ce qui manquait auparavant. Même phénomène pour les régimes avec lesquels on ne mange pas à sa faim.
- Les régimes qui imposent des contraintes excessives (comme les régimes protéinés à base de sachets) laissent complètement démuni lorsqu'il s'agit de reprendre une alimentation normale.

Mais, même après une méthode souple et équilibrée, la stabilisation reste un moment délicat : quelle que soit la façon dont on a maigri, il est relativement facile de perdre des kilos, mais plus difficile de ne pas en reprendre. Si, après avoir maigri, on reprend le même mode de vie que celui qui avait précédemment conduit à prendre du poids, on est certain de regrossir.

Plusieurs facteurs expliquent ce phénomène :

• On peut facilement s'imposer des contraintes lorsqu'on voit le poids baisser sur la balance, mais plus difficilement lorsque c'est pour un résultat mathématiquement nul, c'est-à-dire pour maintenir stable son nouveau poids.

Des clés pour réussir à bien se stabiliser

Pour préciser les habitudes les plus efficaces en matière de stabilisation, deux chercheurs américains, J. Harris et Rena Wing, ont fait une compilation des études scientifiques ayant suivi sur plusieurs années des personnes qui avaient maigri. Ces personnes étaient différenciées en deux groupes, celles qui parvenaient à se stabiliser, et celles qui reprenaient du poids. Dans le premier groupe, celui qui ne reprenait pas de poids, les individus avaient pris de nouvelles habitudes qui expliquaient leur réussite :

— Bouger plus souvent (voir page 121).

— Garder un contact avec leur thérapeute s'ils avaient eu recours à un professionnel pour les aider à maigrir. Ce contact peut être rare (tous les trois ou six mois par exemple) et se faire à distance (par téléphone, courrier, fax, e-mail, ...) mais on stabilise alors mieux son poids.

— Consommer plus de légumes.

— Manger moins gras.

— Éviter d'acheter, sans pour autant les diaboliser ou les bannir, certains aliments très riches et peu rassasiants comme les chips, les biscuits salés, les sucreries, etc. lorsqu'on a du mal à ne pas terminer le paquet une fois celui-ci ouvert.

• Après avoir perdu du poids, l'organisme brûle un peu moins d'énergie pour la simple raison qu'il a moins de travail à fournir : un moindre volume de tissus vivants à entretenir ; un moindre poids à transporter lors de la marche, du sport ou des autres activités physiques.

Pour maigrir puis rester mince, il convient donc d'acquérir de nouvelles habitudes de vie sur le long terme.

Pour vous stabiliser, vous laisserez place à la fantaisie ainsi qu'à vos envies, mais vous conserverez en mémoire certains grands principes :

Les grands principes à garder à l'esprit

— Privilégier les sucres lents (ou glucides lents) ; éviter les sucres rapides, ou n'en consommer que rarement.
— Manger au déjeuner comme au dîner au moins 200 g de légumes.
— Modérer les matières grasses, en optant le plus souvent pour les huiles d'olive et de colza, les plus intéressantes pour votre santé.
— Manger lentement, en suivant vos sensations de faim, mais en respectant également celles du rassasiement (arrêtez vos repas lorsque vous n'avez plus faim), puis de la satiété (attendez d'avoir un peu faim pour manger à nouveau).
— Consommer viande, poisson, œufs, produits laitiers à votre faim, mais sans la dépasser.
— Faire preuve de souplesse et de bienveillance envers vous-même : ne vous culpabilisez pas en cas d'« extra » trop copieux.

Destinée à vous permettre de vous stabiliser, cette façon de manger a, en outre, l'intérêt d'être optimale pour la santé. De plus, elle est suffisamment souple et variée pour ne plus rester ma méthode, mais plutôt devenir *votre* quotidien, adapté à vos goûts et à votre mode de vie, librement choisi et naturellement apprécié ; c'est seulement ainsi que vous pourrez conserver des années durant votre nouvelle silhouette.

Par rapport à la méthode qui vous aura permis de maigrir (voir pages 13 à 69), les conseils de stabilisation se différencient par :

- les aliments riches en glucides (pain et féculents) : vous avez intérêt à continuer à privilégier ceux qui sont vraiment des sucres lents (voir page 15), mais vous n'aurez plus besoin de vous limiter à 100 g par repas : mangez-en à votre faim, mais n'oubliez pas : au déjeuner comme au dîner, prenez aussi une belle part de légumes (au moins 200 g par repas) ;
- les matières grasses : consommez-en plus librement, mais en vous rappelant les impératifs de modération. Le message sera le même pour les plats cuisinés du commerce ou les sauces au restaurant ;
- les repas festifs : appréciez-les, mais modérez les portions, évitez le pain et ne vous resservez pas.

➤ *Au petit déjeuner*

• Mangez selon votre faim (un peu, beaucoup ou... pas du tout) du pain ou des céréales en choisissant les vrais sucres lents (voir pages 34 à 37), mais modérez les quantités de beurre, de miel et de confiture.
• Pour l'effet rassasiant et reconstituant de ses protéines, prenez un laitage (ou un autre aliment riche en protéines comme un œuf ou du jambon). Pour votre santé, ajoutez-y un fruit (mais évitez les jus de fruits) ; si vous consommez des fruits dans le reste de la journée, celui du petit déjeuner a moins d'importance.

➤ *Au déjeuner et au dîner*

• Sauf lorsque le plat principal ne comporte pas de légumes, l'entrée n'est pas indispensable. Lorsque vous en prenez une, composez-la à partir des légumes : crudités, salade composée ou potage, en prenant soin de modérer les quantités d'huile de vos vinaigrettes.

• Mangez des féculents à votre faim (un peu, beaucoup ou… pas du tout). Prenez l'habitude de les faire cuire sans matière grasse : limitez frites ou pommes de terre sautées à une occasion par semaine.

• Qu'il y ait ou non des féculents, consommez des légumes. Prenez-en au moins 200 g par repas, et composez votre assiette de façon telle que les légumes prennent une plus grande place que les féculents.

Comment manger « à votre faim »

Manger à sa faim ne signifie pas se « gaver », mais plutôt s'en remettre à ses sensations de faim et de satiété. C'est ainsi que vous aurez le plus de chances de maigrir confortablement puis de réussir à vous stabiliser. Écoutez votre corps, faites confiance à vos sensations. Si certains jours votre appétit est grand, vous mangerez plus ; d'autres jours, vous mangerez moins : votre organisme contrôle la situation.

• Il est probable que, avec une belle part de féculents, un morceau modeste de viande, de volaille ou de poisson (environ 100 g, voire moins si vous en êtes peu friand) vous satisfasse ; autre choix possible, un ou deux œufs et/ou du fromage râpé. À l'inverse, servez-vous une belle portion (100 à 200 g environ) aux repas où vous ne mangez que peu ou pas de féculents et de pain.

• Modérez les quantités de matières grasses dans l'entrée comme dans le plat principal : apprenez à cuisiner de façon savoureuse avec moins d'huile, de beurre et de crème en utilisant les conseils de cuisson proposés dans ce livre, et en innovant selon vos idées.

• En fin de repas, choisissez plus souvent un laitage que du fromage, un dessert à base de fruits que d'autres pâtisseries.

Rappelez-vous également que votre équilibre ne nécessite pas systématiquement un produit laitier et un fruit à chaque repas : là aussi, suivez votre appétit, n'en prenez pas si vous n'avez plus faim.
• Modérez les quantités de pain au déjeuner et au dîner, surtout s'il y a des féculents ; et choisissez un pain dense et compact comme le pain de seigle ou le pain aux céréales.
• Choisissez des boissons non sucrées (eau minérale ou eau du robinet, eau plate ou eau gazeuse, certaines eaux aromatisées aux extraits de fruits ; thé, café ou tisane ; jus de tomate, citron pressé, etc.) ; ne sucrez pas (ou que légèrement) les boissons chaudes comme le thé ou le café ; soyez prudent avec les boissons sucrées (sodas, limonades, sirops, etc.) ainsi qu'avec les jus de fruits.
• Si vous l'appréciez, prenez du vin, mais ne dépassez pas, sauf repas « exceptionnel », trois verres par jour pour un homme et deux pour une femme.

➤ *Pour éviter les mauvaises surprises*

Pour vous stabiliser plus aisément, montez sur la balance une fois par semaine ou tous les quinze jours. Il se peut en effet que votre poids remonte à certaines occasions. Lorsque vous dépassez de 1,5 kg ou plus le poids que vous souhaitiez conserver, il vous faut réagir vite, sous peine de vous retrouver avec 5 kg en plus au bout de six mois. Quelques journées de la phase rapide peuvent vous y aider :
• Une ou deux journées de la phase rapide suffisent pour effacer les effets « grossissants » d'un repas très copieux, par exemple un lundi et un mardi suite à un déjeuner dominical festif.
• Si vous avez pris plus d'un kilo à l'occasion d'un week-end prolongé, de vos vacances ou de toute autre période où vous auriez trop mangé, n'hésitez pas à revenir à cette même phase rapide pendant une ou deux semaines afin de retrouver au plus tôt le poids où vous vous sentez bien.

• En revanche, les variations de poids inférieures à 1 kg n'ont pas de signification particulière : le poids n'est pas une valeur fixe établie une fois pour toutes, et il est normal qu'il oscille de quelques centaines de grammes d'un jour à l'autre.

Enfin, n'oubliez pas d'intégrer vos nouveaux repères alimentaires au sein d'une approche globale qui prenne en compte l'ensemble de votre personnalité et de votre corps. Le chapitre 4 de ce livre vous y aidera. Mais auparavant, voyons comment faire face aux impondérables, que ceux-ci surviennent au cours de la perte pondérale, ou pendant la stabilisation.

CHAPITRE 3

Vie sociale, surmenage professionnel, soucis psychologiques : réussir même dans les moments difficiles

Même si vous êtes plein de bonnes résolutions, il adviendra certains moments où vous ne pourrez pas les suivre. Ne perdez pas confiance pour autant. Personne ne peut suivre à la lettre un régime, une méthode ou des conseils alimentaires, et, même si c'était possible, ce ne serait pas souhaitable car cela signerait une vision obsessionnelle de la nutrition. Vivez normalement, gardez en tête les principaux repères que je vous ai proposés, efforcez-vous de les appliquer, mais, lorsque les choses de la vie vous conduisent à vous en écarter, sachez à la fois prendre du plaisir et garder votre calme. Il est préférable de perdre du poids un peu moins vite, mais d'une manière plus relax, sans perturber son mode de vie.

Grignotages : le plaisir sans les kilos

L'épidémie d'obésité aux États-Unis comme en France étant en grande partie liée à l'habitude du « snacking », les grignotages ont mauvaise presse.

Pourtant, il est possible de maigrir même lorsqu'on grignote.

➤ *À chaque fringale, sa cause ; à chaque cause, une réponse*

L'envie de grignoter est parfois provoquée tout simplement par la faim. Celle-ci se manifeste par un creux au niveau de l'estomac et une certaine nervosité, puis un coup de pompe avec sensation de faiblesse et sueurs (voire, à l'extrême, par un malaise lié à l'hypoglycémie). Cet état traduit souvent un manque d'énergie dans l'organisme lorsque le repas a été trop léger ou lorsqu'on exclut trop longtemps les glucides lents. Paradoxalement, la consommation d'une boisson sucrée ou de glucides rapides (sucreries, pain blanc, la plupart des céréales du petit déjeuner) peut aboutir au même phénomène, lorsque l'excès d'insuline provoque une hypoglycémie une ou deux heures après (voir pages 177 à 178). Pour éviter ces fringales, il convient donc de se garder de ces deux attitudes extrêmes, d'une part l'excès de sucres rapides, de l'autre les régimes *low carb* (sans glucides) trop stricts et/ou trop prolongés. Lorsque, malgré ces conseils, on a quand même faim dans la matinée ou l'après-midi, manger sera bénéfique : rassasié, on sera plus en forme et on aura moins de risque de se ruer, affamé, sur le repas suivant.

Souvent, l'envie de manger est liée non à la faim, mais à la nervosité, au stress ou encore à l'ennui. Cette réaction n'a rien d'aberrant : le fait de manger un aliment savoureux conduit le cerveau à fabriquer des molécules appelées « opiacés endogènes », qui calment et relaxent. Ce phénomène est particulièrement fréquent le soir, lors du retour chez soi. Manger apparaît alors comme un espace de liberté entre le stress professionnel et les contraintes familiales. Essayez alors de trouver un autre moyen de vous relaxer : prendre un bain, écouter de la musique, lire un magazine, etc. Pour ceux qui grignotent par ennui, par exemple, le week-end passé en solitaire, l'objectif sera d'abord d'en analyser les raisons (analyse réalisée parfois avec son médecin ou un psychologue), puis de trouver des solutions adaptées.

C'est parfois la simple gourmandise qui conduit à grignoter, sans que l'on soit pour autant gagné par la faim, le stress ou l'ennui. Cette conduite est favorisée par une cuisine insipide aux repas. L'objectif sera alors de consommer une boisson ou un aliment source de plaisir mais sans influence sur le poids.

➤ *Grignoter pour maigrir ?*

Quelle que soit la raison (faim, stress, ennui, gourmandise, etc.) de vos envies, des solutions simples existent pour grignoter tout en restant mince et même en maigrissant.

Si votre envie est liée au stress ou à l'ennui, une boisson agréable pourra suffire quelquefois à la satisfaire. Vous apprécierez sans doute :

- votre eau pétillante préférée ;
- un café, du thé ou une tisane ;
- un jus de tomate, ou un citron pressé ;
- une eau aromatisée à la menthe, au citron ou à l'orange, en la choisissant non sucrée (voir page 65).

Pensez aussi à vous détendre : prenez votre temps, asseyez-vous confortablement et savourez ces quelques instants bien à vous.

Une bonne solution consiste aussi à croquer des petits légumes : tomates cerises, savoureuses et pratiques, radis, cornichons, dés de légumes à préparer vous-même ou à acheter tout prêts (concombre, chou-fleur, etc.). Un bon conseil : sortez-les du réfrigérateur au moins deux heures avant de les consommer, afin qu'ils soient moins froids et plus savoureux. Pour ne pas « être à court » lors de votre retour à domicile, sortez-les même dès le matin avant de partir travailler et placez-les en évidence dans le salon ou dans la cuisine ; ainsi vous pourrez les picorer dès votre retour.

Si vous ressentez une vraie faim, par exemple après avoir « sauté » un repas, mangez quelque chose de plus consistant. Une bonne solution serait de prendre une collation associant fibres (fruits ou petits légumes) et protéines (œufs, produits laitiers, etc.) : cette association est idéale pour vous caler sans vous surcharger, pour vous donner du tonus sans déclencher une forte sécrétion d'insuline.

Des snacks légers, simples et pleins de santé

Constitués d'un laitage et d'un fruit

— Du fromage blanc avec des framboises ou un kiwi.
— Un yaourt à la fraise et une pomme.
— Un yaourt nature avec un peu de miel et deux clémentines.
— Un verre de lait et une banane.

Constitués de légumes et d'un aliment riche en protéines

— Des tomates cerises et un œuf dur.
— Des cornichons et une tranche de jambon de Paris.
— Des radis et un blanc de poulet froid.
— Du chou-fleur cru et du fromage blanc parfumé à la ciboulette ou aux fines herbes.
— Des carottes crues avec du saumon fumé.

Lorsque vous aurez envie d'un aliment plus consistant (biscuits, chocolat, saucisson, fromage), équilibrez-le avec un aliment complémentaire, plus léger : par exemple croquer une tomate avec un morceau de fromage ; quelques tomates cerises avec une ou deux tranches de saucisson ; une pomme avec un carré de chocolat ; savourer un yaourt avec des biscuits, etc. Ainsi composées, riches en fibres et/ou en protéines, ces collations seront plus rassasiantes et votre appétit se régulera mieux : vous mangerez naturellement moins au repas suivant.

En revanche, faites attention aux sucres rapides ! Paradoxalement, la consommation d'une boisson sucrée ou d'aliments riches en glucides rapides (sucreries, pain blanc, céréales croustillantes) risquerait de déclencher une nouvelle fringale. En effet, les sucres rapides procurent de l'énergie au corps pour un bref instant, mais, en retour, ils déclenchent une brusque sécrétion d'insuline avec apparition d'un « coup de pompe » une heure après. Il en résulte un cercle vicieux : j'ai une fringale, je bois sucré, j'ai une nouvelle fringale, je bois sucré... et je grossis.

L'heure du goûter

Depuis quelques années, plusieurs campagnes de publicité cherchent à faire passer l'idée que le goûter favoriserait la minceur. Ne soyez pas dupe. Il est certes préférable de calmer sa faim en milieu d'après-midi plutôt que de grignoter n'importe quoi deux heures après ou de faire un dîner deux fois trop copieux. Mais, à l'inverse, goûter alors que l'on n'a pas faim favorise la prise de poids.

➤ *Que manger à l'heure du goûter ?*

Lorsque, et seulement lorsque, vous aurez faim en milieu d'après-midi, vous gagnerez à prendre un goûter. Vous aurez alors besoin d'une énergie qui soit rapidement disponible pour votre organisme (pour éviter le coup de pompe), mais qui ne déclenche pas dans votre organisme une sécrétion d'insuline (pour ne pas grossir, car cette hormone favorise le stockage des calories).

Un fruit fera parfaitement l'affaire, puisqu'il vous fournit du fructose, un glucide apte à vous redonner rapidement du tonus, sans entraîner de sécrétion excessive d'insuline. Autre solution, deux-trois fruits secs : figues, abricots, dattes ou pruneaux.

La banane ou la pomme sont de bons candidats : elles sont disponibles toute l'année, et faciles à emporter puis à manger en toutes circonstances. Contrairement à l'une des nombreuses idées reçues qui circulent sur les problèmes de poids, on peut fort bien rester mince en mangeant des bananes.

Lorsque vous n'avez pas réellement faim et que vous cherchez tout simplement à couper l'après-midi, appréciez donc une boisson chaude non sucrée (thé, café au lait) : ce sera, pour votre ligne, la meilleure des solutions. Prendre un verre de lait, agrémenté de cacao sans sucre, ou un yaourt, constitue une autre solution.

➤ *Les goûters plus classiques, et plus riches*

Lorsque, après avoir maigri, vous souhaiterez vous stabiliser, faites-vous plaisir de temps en temps, par exemple une ou deux après-midi par semaine, avec des goûters plus gourmands. Le week-end avec les enfants, redécouvrez vos classiques : du pain et quelques carrés de chocolat ou deux-trois biscuits secs comme les petits-beurre ou les biscuits à thé, ou encore une tartine beurrée avec de la confiture ou du miel, à savourer, par exemple, avec du thé ou un café léger. Les biscuits au chocolat, allégés ou non, et surtout les viennoiseries (pain au chocolat, croissant, etc.) sont plus gras : à éviter lorsqu'on souhaite maigrir puis garder la ligne.

Les biscuits allégés prétendent concilier minceur et plaisir gourmand. En fait, ils donnent une impression de légèreté plus par la petite taille des portions préconisées sur les emballages (généralement 16 à 37,5 g, soit un à six petits biscuits) que par leur contenu réel : ils sont certes souvent moins riches en matières grasses (les lipides) que les biscuits classiques, mais parfois plus riches en glucides, d'où un apport en calories sensiblement équivalent. De même, la plupart des barres chocolatées ou céréalières dites de « régime » ou « protéinées » n'offrent pas d'avantages tangibles par rapport aux biscuits chocolatés classiques.

Par ailleurs, lorsqu'on les compare aux fruits, par exemple à la pomme, l'avantage pour garder la ligne est incontestablement en faveur de ces derniers : pour un apport calorique voisin ou inférieur, les fruits vous caleront nettement mieux par leur richesse en pectine (une fibre qui facilite l'amaigrissement) et le volume qu'ils prennent dans l'estomac. Il est frappant à ce propos de voir comment la publicité conjuguée aux idées reçues influence notre jugement. Ainsi, la banane étant l'un des fruits les plus riches, elle est considérée comme « grossissante », tandis que les biscuits « Taillefine » ont une image « minceur » grâce à leur appellation. La réalité est autre : lorsqu'on souhaite perdre du poids, la banane sera plus utile que les biscuits allégés pour calmer une fringale. Cela ne signifie pas qu'il faille vous en priver systématiquement, mais considérez-les comme des aliments « plaisir » et non comme des aliments « minceur ».

L'heure de l'apéritif

Si vous aimez ce moment de convivialité qu'est l'apéritif, ne vous sentez pas coupable par rapport à vos objectifs minceur et profitez de ses rites. Choisissez plutôt une boisson non sucrée, comme un jus de tomate, une eau gazeuse (Badoit, Perrier, Salvetat, etc.). Autre solution, une boisson alcoolisée, avec modération : une coupe de champagne, un verre de vin, un pastis ou un whisky.

Pour maigrir, évitez les sodas sucrés, les jus de fruits, la bière, les vins, les vins cuits comme le porto ou les cocktails associant soda ou jus de fruits et alcool : ces boissons augmentent fortement l'insuline dans le sang, ce qui ralentit la perte de poids. Au cours de la phase de stabilisation, si vous les appréciez, consommez-en à une ou deux reprises par semaine.

Lorsque vous souhaitez vous mettre quelque chose sous la dent, l'idéal serait de déguster des petits légumes frais : tomates cerise, radis, ou encore morceaux de chou-fleur, de carotte, de concombre, etc. Pour les rendre plus savoureux, trempez-les donc dans une coupelle de fromage blanc que vous aurez préalablement parfumé au citron, aux épices ou aux herbes fraîches (menthe, ciboulette et citron, basilic, etc.) ; mais évitez la crème fraîche, nettement plus grasse.

Optez également pour les morceaux de légumes préparés au piment (mais sans huile) ou dans du vinaigre (type « pickles » anglais), ou encore pour les cornichons.

Attention aux amuse-gueules gras et salés comme :

- les *olives* noires ou vertes ;
- les *fruits oléagineux* : cacahuètes, noisettes, noix de cajou, pistaches ;
- les *biscuits salés* et les *chips* ;
- les *petites saucisses* et *Apéricubes de fromage* ;
- le *tarama* ou les préparations à base d'avocat.

Même si certains sont riches en « bonnes » graisses pour le cœur (c'est le cas des olives, des fruits oléagineux et de l'avocat), tous sont très gras et souvent trop salés. Or « le sel appelle le sel », et lorsqu'on commence à en manger un, on a du mal à ne pas en grappiller un deuxième, puis un troisième, etc. De plus, on les propose à un moment très « social », l'apéritif, ce qui conduit à manger de façon « automatique », sans y penser. Les biscuits salés et les chips remportent la palme des amuse-gueules « grossissants » puisqu'ils sont non seulement très gras et salés, mais également riches en sucres rapides qui élèvent l'insuline. Les fruits séchés (à ne pas confondre avec les fruits secs, voir page 218) voient eux aussi leurs glucides transformés en sucres rapides par le process industriel qui les rend secs et croustillants : aussi, il vaudra mieux éviter rondelles de bananes séchées ou autres petits morceaux de fruits séchés (pomme, ananas, etc.) : à considérer comme des friandises et non comme des aliments sains ou propices à la minceur.

Repas entre amis, repas de famille

Il n'y a aucune raison de vous priver de ces repas chaleureux. Prenez néanmoins certaines précautions, afin que ces moments conviviaux ne vous empêchent pas de maigrir.

➤ *C'est vous qui invitez*

Pour l'apéritif, vous savez à présent comment vous y prendre.

En entrée, servez une salade, agrémentée de quelques morceaux de fruit (par exemple, salade de mâche à la pomme, salade d'endives au pamplemousse rose), de foie gras, d'écrevisses, d'avocat, de saumon ou de truite fumés, etc. Pour donner du goût à votre salade tout en modérant la quantité d'huile dans la vinaigrette, choisissez une huile gorgée de saveur comme celles d'olive ou de noix. Privilégiez un vinaigre doux, comme le vinaigre balsamique : votre vinaigrette ne paraîtra pas trop acide, malgré la faible quantité d'huile.

Composez le plat principal à votre idée, mais prévoyez des légumes : par exemple, si vous servez un poulet de Bresse avec un gratin dauphinois, présentez également des haricots verts. Proposez du pain à vos convives, mais laissez circuler le panier sans vous servir.

Lorsqu'on reçoit, bonne chère est souvent synonyme de plat en sauce, parfois très gras. Dans ce cas, servez-vous un beau morceau de viande, beaucoup de légumes, mais évitez totalement pain et féculents et modérez les quantités de sauce ; vous pouvez également présenter cette dernière à part, dans une saucière.

Quant au fromage, faites circuler le plateau, sans y toucher vous-même…

Au dessert, prévoyez une préparation à base de fruits comme une tarte, un clafoutis ou une salade de fruits agrémentée d'une boule de glace.

➤ *C'est vous l'invité*

Un principe : goûtez à chaque plat, mais modérez les quantités et ne vous resservez pas. Si le repas est riche, évitez le pain et, avant le repas, soyez vigilant sur l'apéritif.

Si vous avez peur de trop manger, établissez une « ligne de défense » avant même de partir de chez vous : une heure environ avant d'arriver chez vos amis, prenez un œuf dur avec une poignée de tomates cerise, de radis ou de dés de légumes ou encore un fruit, voire un potage de légumes : déjà un peu calé, il vous sera plus facile de résister aux tentations.

Après un repas exceptionnel, il est possible que la balance accuse le lendemain 1, voire 2 kilos de plus. Ne vous culpabilisez pas pour autant : cette prise de poids correspond, pour plus des trois quarts, aux aliments en transit dans les intestins ainsi qu'à de l'eau retenue dans votre corps à cause du sel des divers plats, les repas de fête étant généralement très salés (quand on mange très salé, on fait plus de rétention d'eau) ; moins d'un quart du poids pris sur la balance revient à un stockage de gras par votre corps et donc à une prise de poids que vous risqueriez de garder. En quarante-huit heures, vous allez spontanément perdre les kilos correspondant aux aliments en transit et à la rétention d'eau puis en deux ou trois jours vous devriez retrouver votre poids antérieur, sauf si les repas très copieux se multiplient ; pour accélerer ce retour à la normale, suivez les conseils ci-dessous.

Que faire après un repas très copieux ?

Au repas qui suit un repas festif, écoutez vos sensations : il est probable que votre corps se régule de lui-même et que vous ayez peu faim, voire pas faim du tout. Ne vous forcez pas à faire un vrai repas : contentez-vous de boire (eau, bouillon, thé, tisane, etc.) si vous n'avez pas faim du tout ; faites un repas léger si vous avez un peu faim, et ne le terminez pas si vous vous sentez rassasié avant : par exemple, un potage de légumes suivi de yaourts et d'un fruit, ou encore une salade verte avec 1 ou 2 tranches de jambon ou de saumon fumé.

Au restaurant

Si vous n'allez qu'exceptionnellement au restaurant, choisissez un menu à votre goût, sans trop vous préoccuper de votre ligne : un repas festif de temps en temps ne lui nuira pas. En revanche, si vous y allez souvent, veillez à concilier les plaisirs de la table avec votre projet minceur.

➤ *Le restaurant à la française*

Pour manger léger, prenez un seul plat puis un café avec son carré de chocolat ou optez pour une formule plat + dessert ou entrée + plat. Cette entrée, vous la choisirez riche en fibres et éventuellement en protéines, pour vous rassasier, mais pauvre en glucides et lipides, pour ne pas nuire à votre amaigrissement :

- le plateau de fruits de mer ou le saumon fumé (plutôt que le feuilleté aux langoustines, par exemple) ;
- la salade aux miettes de foie gras ou aux gésiers (et non les deux tranches de foie gras avec leurs toasts) ;
- la salade de fruits de mer (plutôt que la quiche au saumon) ;
- le melon au jambon de Bayonne (préférable à l'assiette de cochonnailles).

Pour le plat principal, prenez une viande ou un poisson, avec des légumes. Au restaurant, est servie une nourriture plus grasse que celle souhaitable pour perdre du poids ; pour compenser, il est donc recommandé d'éviter les aliments sources de glucides comme le pain et les féculents. C'est encore plus vrai pour les frites et autres fritures ainsi que les sauces lourdes, ou alors contentez-vous de grappiller 2-3 frites dans l'assiette de votre conjoint. Et ne terminez pas votre assiette si vous êtes rassasié avant.

Si vous avez choisi la formule plat + dessert, trois solutions :

- la salade de fruits, avec ou sans boule de glace ;
- la faisselle de fromage blanc au coulis de fruits ou un morceau de fromage sur un lit de salade verte ;
- ou bien une tarte légère, telle la tarte fine aux pommes.

Soyez plus prudent avec la mousse au chocolat, la crème brûlée ou la coupe de glace avec crème Chantilly, ou encore la tarte Tatin…

Enfin, derniers conseils :

- évitez le pain surtout lorsque le repas comporte déjà un féculent ;
- mangez lentement ;
- en attendant les plats, buvez de l'eau (plate ou gazeuse selon vos goûts), plutôt que de vous gaver de tartines au beurre. Prenez, quand vous en avez envie, un ou deux verres de vin.

➤ *Lorsqu'on maigrit : éviter certains restaurants*

Les pizzas traditionnelles ont de quoi séduire les nutritionnistes : richesse en glucides lents (la pâte à pain), équilibre entre les protéines végétales (la pâte à pain) et animales (le fromage), présence de légumes (les tomates, riches en fibres, en vitamines et en minéraux) et contenu modéré en graisses ; elles constituent donc un excellent plat complet. Aujourd'hui, les pizzas proposées dans les pizzérias sont néanmoins plus grasses du fait de leur mode de préparation et de leur garniture.

Ni une pizza entière ni une assiette de pâtes ne sont vraiment conseillées au cours de la phase active de votre perte de poids : il y aurait trop de glucides, trop de graisse, et pas assez de légumes. Aussi, ne fréquentez qu'exceptionnellement les pizzérias pendant quelques semaines. Une solution cependant : commander pour vous une salade composée, et piocher quelques bouchées dans la pizza ou les pâtes de votre conjoint.

Le même conseil prévaut concernant les crêperies, les restaurants chinois, les couscous ou encore les fast-foods, à moins de vous limiter à une salade... Soyez patient, vous vous rattraperez lors de la période de stabilisation.

➤ *Lorsqu'on se stabilise : un plus vaste choix*

• *À la pizzéria*, choisissez un plat de pâtes ou une pizza, mais pas les deux. Lorsqu'on vous sert une part volumineuse, ne la terminez pas ou partagez-la avec un convive. Faites l'impasse sur le pain et la viande : c'est le fromage de la pizza qui complétera en protéines d'origine animale les protéines d'origine végétale de la pâte à pain.

Choisissez la bonne garniture ; les pizzas classiques (napolitaine, margarita, quatre saisons, capriciosa diavola) sont les moins grasses. Attention aux pizzas calzone, plus riches en pâte et en graisses. Évitez d'ajouter de l'huile pimentée : cela augmenterait l'apport en graisses de votre repas ce qui favorise une prise de poids, même si c'est de l'huile d'olive.

Si la garniture de pizza comporte peu de légumes, en particulier peu de tomates, ou si vous mangez des pâtes, commandez également une salade verte, une salade de tomates, des aubergines ou un autre légume, afin d'avoir un apport suffisant en fibres.

Terminez par un sorbet ou une salade de fruits.

• *Au restaurant chinois*, vous avez quatre alliés :

– la cuisson à la vapeur, grâce à la marmite en bambou qui ne nécessite pas l'adjonction de matière grasse ;

- le riz nature ;
- le thé, qui remplace le vin avec bonheur ;
- les baguettes, qui obligent à manger lentement…

Le riz peut être remplacé par d'autres sources de glucides lents : les nouilles ou les galettes pour nems, elles aussi réalisées à base de riz ; les haricots noirs ; les vermicelles chinois, provenant d'un mélange entre haricots mango et farine de tapioca. Vous éviterez le riz cantonnais, généralement très gras. De même, dans la mesure du possible, vous choisirez les plats cuisinés à la vapeur ou grillés plutôt que frits.

Les plats chinois sont souvent dépourvus de légumes ; commandez alors un potage aux légumes, ou une salade. Les associations potage puis dim sum (ou « petites bouchées ») à la vapeur, ou encore salade avec rouleaux de printemps ou rouleaux impériaux ou nems constituent des repas équilibrés. Et le canard laqué choisi de temps en temps ne vous empêchera pas de garder la ligne. Pour ce qui est du dessert, il est facile de choisir un sorbet, des litchis ou une salade de fruits exotiques.

• *Les restaurants de couscous* sont eux aussi conciliables avec un programme minceur et santé. Voici quelques conseils qui vous y seront utiles :

- évitez l'entrée ;
- choisissez le poulet ou la brochette d'agneau plutôt que le mouton, la boulette de viande ou la merguez ;
- servez-vous abondamment de légumes de manière à avoir dans votre assiette autant ou plus de légumes que de semoule de couscous ;
- ne prenez pas de pain, il ferait double emploi avec la semoule ;
- évitez les desserts orientaux, particulièrement riches ; prenez plutôt une salade d'orange à la cannelle, deux boules de sorbet, quelques dattes ou, pourquoi pas, un thé à la menthe…

• *La crêperie* offre aussi une façon de se nourrir équilibrée et complète. Si vous y mangez souvent, ces quelques conseils vous seront utiles :

- demandez à ce que votre crêpe soit préparée sans beurre. C'est facile si le restaurateur utilise des poêles en Téflon ou des crêpières électriques ;
- limitez-vous à deux crêpes : deux salées, ou une salée et une sucrée ;
- choisissez une garniture riche en protéines, jambon, gruyère ou œuf. Vous pouvez également prendre une crêpe au thon, au saumon (sans crème), aux coquilles Saint-Jacques, etc. Demandez des légumes dans votre garniture, rondelles de tomate, ratatouille, champignons, oignons, épinards, etc. Sinon, commandez une salade verte ou une salade de tomates avec votre galette ;
- pour la crêpe sucrée, choisissez selon votre bon plaisir, mais évitez la Chantilly. Et si vous recherchez également la sobriété, apprenez (mais ne le savez-vous pas déjà ?) que les crêpes au sucre, au citron, à la banane, aux fruits rouges ou aux pommes (même flambées au calvados) sont plus légères que celles au beurre, ou au chocolat.

Si vous appréciez le cidre, prenez-en une ou deux bolées, et plutôt du cidre brut (le moins sucré). Si cela ne suffit pas à vous désaltérer, buvez de l'eau. Et lorsque vous avez très faim, ne prenez pas deux, mais trois crêpes...

• *La restauration rapide version française* est compatible avec votre objectif minceur-forme-santé, moyennant certains aménagements :

- préférez un sandwich au pain complet ou au pain de seigle plutôt qu'au pain blanc ;
- modérez les doses de mayonnaise ou de beurre, ou mieux encore, remplacez-les par une sauce au fromage blanc et aux herbes ;
- choisissez un sandwich avec des crudités (tomate, salade, cornichon, etc.), comme dans un pan-bagnat qui associe

rondelles de tomate et feuilles de salade verte à du thon et de l'œuf ; autre solution, encore meilleure, une barquette de légumes croquants en plus du sandwich.

Si vous êtes amené à manger à la cafétéria, la salade composée constitue un excellent choix. Lorsque vous avez envie de varier, tournez-vous plutôt vers le croque-monsieur, la portion de pizza jambon-fromage, un sandwich ou un hot dog, riches en protéines et moyennement gras ; accompagnez-les d'une salade verte ou d'une salade de tomates. Les friands à la viande ou au fromage, les quiches, tartes aux légumes ou viennoiseries sont moins conseillés car ils sont plus gras.

• *Dans les fast-foods*, les repas sont trop gras : un repas comprenant un hamburger, une portion de frites de 100 g et un chausson aux pommes fournit les deux tiers de lipides qu'une femme ne devrait pas dépasser en une journée ! Par ailleurs, tant le petit pain du hamburger que les frites, les desserts ou les boissons proposées sont riches en sucres rapides. Trop gras, riches en glucides rapides, tout concourt à favoriser la prise de poids comme le montre une étude scientifique publiée dans le journal médical anglais *The Lancet* le 1er janvier 2005 : la consommation bi-hebdomadaire du repas type fast-food perturbe le fonctionnement du pancréas et fait prendre facilement 5 kilos sur une période de quinze ans, par rapport à ceux qui ne s'y rendent jamais.

Par ailleurs, en raison de l'absence de fruits et de légumes, ces repas sont pauvres en vitamines, en minéraux et en fibres. Cependant, en choisissant bien, il est possible de limiter les dégats : choisissez le hamburger de base, le plus simple et le moins cher (cheese burger, double burger et autres royal et big burger sont plus gras). Commandez une salade plutôt que des frites ; si vous ne pouvez pas résister, piochez dans le cornet de frites de votre conjoint ou d'un ami, voire optez pour une petite portion, mais sans oublier la salade. Buvez un verre d'eau ou, plus rarement, un verre de Coca light. Remplacez les pâtisseries ou les glaces, très riches, par un café ou une salade de fruits.

La période des vacances

Convivialité, restaurants, longs repas en famille ou entre amis, nombreuses sont les raisons de prendre du poids pendant les vacances. C'est plus particulièrement le cas lorsqu'on séjourne à l'hôtel ou en club.

Il n'est pas facile de suivre un régime pendant cette période. Ces instants privilégiés doivent être avant tout un moment de détente, et non une période de stress. C'est pourquoi je vous propose de mettre votre projet entre parenthèses : il sera toujours temps de le reprendre après. Votre objectif pour les vacances sera de stabiliser temporairement votre poids, c'est-à-dire de rentrer chez vous avec le poids que vous aviez en partant.

Pour éviter de prendre du poids pendant vos vacances

Au petit déjeuner	Évitez les viennoiseries. Préférez un fruit frais plutôt qu'un jus de fruits.
Au déjeuner et au dîner	Prévoyez un, et non deux, « repas gastronomique » par jour. Au « repas gastronomique », privilégiez les entrées à base de crudités, de salades ou de potage. Évitez les fritures. Ne prenez du fromage qu'un jour sur deux. Préférez le plus souvent un dessert à base de fruits (fruit au couteau, salade de fruits, sorbets, tarte aux fruits, clafoutis, etc.). À l'autre repas : appréciez un repas sur le pouce (voir pages 58 et 60) lorsque vous êtes en excursion ; au restaurant, mangez léger, par exemple une salade composée ou encore une grillade de poisson ou de viande avec des légumes.
Entre les repas	Évitez les boissons sucrées. Privilégiez le thé, le café, les eaux non sucrées, qu'elles soient aromatisées ou non, gazeuses ou non.

Si, malgré ces conseils, vous reveniez de vacances avec deux ou trois kilos en plus, reprenez les conseils de stabilisation : il est probable que votre organisme se régule de lui-même et que, en quelques semaines, vous perdiez ces kilos. Dans le cas inverse, si, un mois après votre retour, votre poids affiche encore un excédent, il vous suffira, pour le perdre, de vous remettre à la phase rapide pendant deux semaines.

Le poids et la télé : liaisons dangereuses

Que ce soit chez l'adulte ou chez l'enfant, les heures passées devant la télévision influencent très directement le poids : plus on la regarde, plus on grossit. La palme en ce domaine revient aux familles où chacun, les enfants compris, « bénéficie » d'une télé dans sa chambre : le risque d'obésité lié au petit écran est alors à son apogée. Comment expliquer ces liaisons dangereuses entre la télévision et le poids ? Et peut-on y remédier ?

• *Premier constat* : lorsqu'on regarde la télévision, on bouge généralement assez peu : les heures passées devant le petit écran constituent d'ailleurs un indice de sédentarité fiable lorsqu'on cherche à établir, pour des raisons scientifiques, le degré d'activité des gens. Pour y remédier, consacrez chaque semaine de longues plages horaires au sport. Une manière plus anachronique de s'y prendre, mais tout aussi efficace, serait de regarder ses émissions favorites perché sur un vélo d'appartement, en faisant du step ou en transpirant sur un rameur.

• *Deuxième constat* : l'écran attire l'œil comme un aimant, et l'esprit devient captif, comme hypnotisé, mais il n'est pas pleinement satisfait car trop passif. La télévision s'adresse moins à l'intellect qu'à l'affectif, et l'esprit s'ennuie par manque d'activité ; il réceptionne des images, des sons, des informations, mais il n'agit pas. Aussi, pour assouvir ce besoin d'action, pour rester stimulé et maintenir son attention éveillée face à l'écran, on s'adonne souvent à une activité annexe. Ce peut être faire du tricot, feuilleter un magazine, réviser une interro, terminer des mots croisés... Ce peut être également manger, une activité savoureuse à la portée de tous, qui génère même un brin de convivialité lorsque chacun se sert de jus de fruits ou pioche dans le paquet de biscuits ou la tablette de chocolat. Pour remédier à ce grignotage, commencez par sélectionner les émissions qui vous intéressent vraiment, et laissez l'écran éteint le reste du temps. Ensuite, lorsque vous aussi vous souffrez du degré d'inactivité que vous impose l'écran, imaginez une occupation non alimentaire qui vous satisfasse. Enfin, prévoyez, au cas où, des petites choses à grignoter peu « grossissantes » : crudités à croquer, fruits (litchis, mandarines, fraises, etc.), voire quelques fruits secs.

• *Troisième constat* : la grande majorité des messages publicitaires à visée alimentaire concernent des aliments faisant facilement prendre du poids car riches en graisses et/ou en glucides rapides : sodas ou jus de fruits, céréales du petit déjeuner ou biscuits, produits laitiers gras ou crèmes glacées, etc. Ils concernent notamment les enfants. Pourquoi, alors, ne pas profiter de la pub pour éteindre la télévision ou du moins en baisser le son, se lever du canapé et passer à autre chose pour quelques minutes ?

• *Quatrième constat* : lorsqu'on prend ses repas devant l'écran, on perçoit différemment les saveurs des aliments, ainsi que les sensations de faim et de rassasiement. Des chercheurs américains ont ainsi montré que, devant la télévision, les enfants apprécient moins les fruits et les légumes, mais plus les pizzas, les sodas et la viande, que lorsqu'ils mangent à table et sans télé. La chercheuse franco-québécoise France Bellisle a par ailleurs montré que manger devant la télévision retarde la survenue du rassasiement : on met plus de temps à se sentir rassasié, et on mange plus que ses besoins, donc trop. Manger devant la télévision altère donc la convivialité du repas, le dialogue et le partage autour de la table, et en plus risque de faire grossir. Aussi, à l'heure du dîner comme à celle du déjeuner, je vous conseille d'éteindre votre poste de télévision. Dans le cas inverse, évitez de grignoter et soyez très attentif à la composition de votre repas ; pour éviter de manger sans faim (et sans fin), servez-vous *à la cuisine* des portions raisonnables sur un plateau-télé plutôt que de mettre le plat à table devant la télé.

Idées de plateaux-télé

Idée 1 — Salade niçoise : thon au naturel, œufs durs, tomates, haricots verts, pommes de terre, salade verte, vinaigrette à l'huile d'olive — Fromage blanc — Fraises ou framboises
Idée 2 — Blanc de poulet et moutarde à l'ancienne — Salade de haricots verts, vinaigrette au vinaigre de Xérès — Deux tranches de pain aux céréales — Yaourt nature — Sorbet au cassis
Idée 3 — Légumes à la croque (carottes, chou-fleur, radis) — Fromage blanc aux herbes — Saumon fumé et pommes de terre en robe des champs — Laitue croquante et vinaigrette à l'aneth — Une pêche
Idée 4 — Rôti de bœuf froid et cornichons — Salade exotique : riz ou maïs, poivrons rouges et verts en dés, tomates et vinaigrette à l'huile d'olive — Prunes

Si vous vous sentez stressé, déprimé, fatigué

Lorsqu'on est stressé, déprimé ou tout simplement fatigué, il est particulièrement important de mieux manger pour retrouver des forces. C'est possible, même lorsqu'on cherche à maigrir.

➤ *Stressé ?*

Le stress évoque des événements irritants (embouteillage, examen, dispute, surmenage) ou malheureux (décès, divorce, douleurs) ; certaines circonstances agréables (un match de football à la télévision, un film à suspense, les préparatifs d'un mariage) sont également sources de stress, c'est-à-dire facteurs de tension. Le stress, les scientifiques le savent bien, est une réaction d'*adaptation* de notre organisme face à un changement, qu'il soit positif ou négatif.

Tous les stress n'ont pas les mêmes conséquences sur la prise de nourriture. Ainsi, dans les expérimentations de laboratoire, on s'aperçoit que l'animal réduit la taille de ses repas lorsque son espace vital diminue, lorsqu'il est exposé à un environnement inconnu ou encore quand il se trouve isolé ou immobilisé ; en revanche, lorsqu'on lui applique une douleur (brûlure, pincement, piqûre, etc.) de façon intermittente mais répétée, il augmente son activité générale (copulation, reniflement, léchage, mâchonnements) ainsi que la taille de ses repas.

L'homme, quant à lui, réagit souvent à une tension par une activité orale accrue : on se ronge les ongles, on suce son pouce, on fume une cigarette, on mâchonne un chewing-gum ou un crayon. Quant à la prise alimentaire, elle varie selon les stress. Les grands chocs émotionnels, comme l'annonce d'un décès ou une séparation douloureuse, ont tendance dans les premiers jours ou les premières semaines à couper l'appétit ; à l'inverse, les petits tracas quotidiens font souvent grossir.

Par ailleurs, soumis à un stress identique, deux individus ne réagiront pas forcément de la même façon. Si vous avez le « bec sucré », vous augmentez vos risques de prendre du poids en cas de stress. À l'inverse, ce sont surtout les personnes anxieuses ou celles préférant le salé chez qui le stress coupe l'appétit.

La consommation d'aliments savoureux procure un plaisir qui détend l'organisme grâce à la sécrétion, par le cerveau, de molécules déstressantes, les endorphines, dont la structure n'est pas sans rappeler celle de l'opium. C'est pourquoi on les dénomme également des opiacés. Ces molécules peuvent même soulager certaines douleurs, physiques ou morales.

Un environnement bruyant ou stressant conduit à trop manger

Après un travail dans un environnement bruyant, la majorité des individus consomment, au repas qui suit, plus de calories qu'après le même travail effectué au calme. De même, manger dans un environnement désagréable et stressant (en étant agressé par le bruit ou, à l'inverse, en se sentant trop isolé ; en étant pressé ou en retenant son souffle devant une émission de télévision, etc.) conduit à manger plus et à grossir. Pour certaines personnes, moins nombreuses, le bruit coupe l'appétit.
Maîtriser son poids passe donc également par la convivialité, l'harmonie et le calme autour de la table.

Autrement dit, manger de bonnes choses, c'est un peu comme un médicament qui réduirait l'inconfort et l'anxiété. Cet aspect bénéfique de bonne chère comporte un risque : lorsqu'on fait trop souvent appel à cette médecine douce, on prend du poids. Pour se faire plaisir, mieux vaux manger une nourriture savoureuse qui ne soit pas trop riche. C'est ce que vous proposent les chapitres précédents.

➤ *Déprimé ?*

Lorsqu'on se sent déprimé, vouloir maigrir trop vite ou accumuler les frustrations altère encore plus l'état psychologique. Maigrissez à votre rythme, sans souffrir de la faim. Si vous êtes accro du sucre ou du chocolat, profitez-en : vous saurez apprécier ces douceurs sans que cela ne nuise à votre ligne (voir pages 214 à 224). Et surtout, ne vous privez pas de glucides lents, car les sucres lents, « c'est bon pour le moral ».

Des sucres lents contre la déprime

L'absence d'aliments riches en sucres lents comme les fruits, le pain et les féculents abaisse la sécrétion de sérotonine dans le cerveau. Sécrétée par divers neurones, la sérotonine est un neurotransmetteur, c'est-à-dire qu'elle participe à l'harmonie et aux interactions entre les neurones du cerveau. Elle a la particularité d'améliorer le moral : ce n'est pas un hasard si de nombreux antidépresseurs, tels que le Prozac, ont un mécanisme d'action qui passe par elle. Pour éviter une aggravation de l'état dépressif, il est donc important de conserver des glucides lents même lorsqu'on cherche à perdre du poids.

Lorsque la prise de nourriture (en particulier sous la forme de compulsions, c'est-à-dire d'envies irrésistibles) et/ou la prise de poids (les kilos protègent quelquefois) constituent une réponse à la tristesse ou à l'anxiété (réponse mal adaptée, mais réponse quand même), la tentative d'amaigrissement risque alors d'être une épreuve difficile et sa réussite des plus aléatoire ; de plus, la perte de poids risque de démasquer ou d'aggraver encore une dépression.

Si tel est votre cas, que la cause de votre poids soit une petite déprime ou une vraie dépression (larvée ou manifeste), il vous faudra d'abord la soigner avant d'espérer maigrir. Parlez-en à votre médecin. Cela ne signifie pas que vous perdiez tout espoir de maigrir, au contraire. Lorsque vous aurez résolu une partie de vos problèmes, vous n'aurez plus besoin des mécanismes de défense psychique qu'auront été pour vous la nourriture ou votre corpulence ; vous perdrez alors du poids plus aisément et cet amaigrissement ne sera pas néfaste pour votre équilibre nerveux.

➤ *Fatigué ?*

Que la fatigue ait une origine physique ou psychique, il faut trouver dans ses repas de tous les jours un équilibre satisfaisant et une énergie suffisante pour retrouver du tonus. La méthode que je vous propose le permet, même dans sa phase rapide. Les raisons de cette amélioration, qui s'observe dès les premières semaines, sont multiples :

• Un apport optimal et naturel en vitamines, sels minéraux et protéines grâce aux fruits et légumes, à la viande et au poisson.

• La présence des sucres lents : votre organisme a besoin d'au moins 100 g de glucides par jour (voir page 151).

• Une meilleure qualité de sommeil : on dort mieux lorsque le dîner comporte du pain, des féculents et des fruits, source de glucides.

• Une bonne forme intellectuelle dans l'après-midi, grâce à un déjeuner de midi reconstituant mais léger ; à l'inverse, lorsque le déjeuner est lourd, on ne se sent pas au mieux dans les heures qui suivent.

Par ailleurs, au fur et à mesure que vous perdrez du poids, vous serez plus alerte dans des actes aussi simples, que marcher, monter les escalier, lacer vos chaussures, jouer avec les enfants... La vie quotidienne vous paraîtra littéralement plus légère et la fatigue s'estompera.

Les kilos superflus sont souvent cause d'un sommeil de piètre qualité, de ronflements nocturnes voire d'apnées du sommeil (pauses respiratoires qui durent 20 à 40 secondes et sont potentiellement dangereuses pour le cœur). Il en résulte, dans la journée, un état de fatigue qui débute dès le lever. Si tel est votre cas, parlez-en à votre médecin : il vous recommandera sans doute de perdre vite vos premiers kilos, car maigrir améliore en général rapidement la situation : vous serez ainsi en bien meilleure forme.

CHAPITRE 4

Un bien-être global

De prime abord, maigrir, c'est plutôt simple. Vous choisissez une méthode, puis vous en appliquez les principes. Mais, comme vous le savez, la réalité est plus complexe, et les échecs nombreux. Aussi, pour réussir à maigrir durablement et rester en bonne santé, pour éviter petite forme et lassitude, déception et reprise de poids, en un mot pour réaliser *votre* meilleure façon de maigrir, il vous faudra avoir une approche globale. La nourriture y tient une place centrale, comme nous l'avons vu dans les chapitres précédents. Mais d'autres éléments ont aussi leur importance.

Cette approche globale est négligée par les régimes « miracles » qui s'attachent à une seule dimension de votre problème. C'est le cas des régimes *low carb* (pauvres en glucides), très à la mode ces dernières années aux États-Unis et dont Atkins est la figure de proue : ils préconisent une alimentation dépourvue, ou presque, de pain, féculents et fruits et souvent trop pauvres en légumes. Vous allez en découvrir certaines limites dès les pages qui suivent. Si ensuite, vous souhaitez en savoir plus sur leurs inconvénients, mais également sur les raisons de leur succès, reportez-vous au chapitre suivant p. 133.

La santé avant tout

Chaque année, en France, 170 000 personnes meurent de maladies cardio-vasculaires et 140 000 des suites d'un cancer. Or un grand nombre de ces maladies pourraient être évitées grâce à des moyens de prévention simples, dans lesquels l'alimentation tient une large part. Ces moyens de prévention, ne les oubliez pas, appliquez-les : ils permettent de maigrir tout en améliorant son état de santé ; ils permettent aussi d'être au mieux de sa forme.

➤ *Protéger son cœur*

Les maladies cardio-vasculaires constituent la première cause de mortalité en France. Bien se nourrir constitue l'une des voies majeures de leur prévention.

Une alimentation bien choisie réduit de moitié la fréquence de récidive d'infarctus du myocarde. En mangeant mieux, on réduit donc de moitié ses risques d'accident cardiaque ; aucun médicament n'offre un tel degré d'efficacité avec une telle sécurité d'emploi. Autre exemple, l'efficacité du poisson contre les arythmies cardiaques ; celles-ci se manifestent par une irrégularité des battements cardiaques. L'arythmie n'est pas anodine puisque, à l'extrême, elle conduit à l'arrêt du cœur ; les médecins parlent de « mort subite ». Or on a démontré que la consommation régulière et fréquente de poisson est associée à une réduction du risque de mort subite de 80 % !

C'est grâce à leur richesse en nutriments protecteurs que certains aliments protègent ; d'autres sont plutôt néfastes lorsqu'on en consomme trop souvent ; découvrez dans le tableau qui suit les aliments les plus précieux pour la santé du cœur et des artères.

Comment agissent les aliments qui protègent votre cœur

Les aliments qui protègent le cœur	**Ce qu'ils vous apportent**
Une large variété de fruits et de légumes ; de l'ail, des oignons, des herbes aromatiques. Des légumes au déjeuner et au dîner, chaque jour deux fruits ou plus.	Les vitamines B9 et C ; le bêtacarotène ; les flavonoïdes.
Pour vos vinaigrettes et votre cuisine, préférez l'huile d'olive ou de colza aux autres huiles, au beurre ou à la crème.	La nature des acides gras alimentaires (éléments de base des graisses) : mono-insaturés en plus grande quantité que saturés ou poly-insaturés.
Mangez du poisson au moins deux fois par semaine, en privilégiant les poissons gras. Utilisez régulièrement l'huile de colza, et parfois de l'huile de noix. N'oubliez pas les noix, les noisettes et les amandes.	Les acides gras oméga 3.
Les légumes secs, les pâtes, le couscous, la semoule, le boulgour et le riz. Le pain réalisé avec une farine peu raffinée (pain aux céréales, pain de seigle, etc.). *À consommer en quantité modérée si vous cherchez à maigrir.*	Les glucides lents ; la vitamine B9 ; le magnésium ; l'acide phytique.
Les volailles, la viande ou les œufs.	Les protéines ; des oligo-éléments comme le fer, le zinc et le sélénium ; la vitamine B12.

Un verre de vin rouge par jour, à l'heure des repas.	L'alcool à petite dose ; les polyphénols.
Les fromages (*avec modération surtout si vous souhaitez maigrir*) et les yaourts.	Le calcium ; les ferments lactiques.

➤ *Se préserver du cancer*

Chaque année en France, on compte plus de 240 000 nouveaux cas de cancer. Le cancer constitue, après les maladies cardio-vasculaires, la deuxième cause de mortalité ; avant l'âge de 75 ans, elle prend même la position peu enviable de premier facteur de mortalité. La prévention du cancer est donc particulièrement rentable en termes d'« années vie » gagnées.

On estime à 30 % le taux de cancers imputables à une alimentation inadéquate, valeur plus élevée que celles du tabac ou de l'alcool. En apprenant à choisir ses aliments et à les cuisiner de façon adéquate, on réduit donc de près d'un tiers le risque de contracter un jour un cancer.

Les organes les plus touchés par le cancer sont le côlon et le rectum (30 000 cas par an), le poumon (28 000), le sein chez la femme (30 000, une femme sur neuf est ou sera concernée au cours de sa vie) et la prostate chez l'homme (30 000 également). Or ces cancers sont également les plus sensibles aux habitudes alimentaires ; manger mieux est donc particulièrement bénéfique.

Les aliments conseillés pour se préserver du cancer sont voisins de ceux qui protègent le cœur et qui aident à garder la ligne. De plus, ils sont également bénéfiques pour le cerveau.

Un cerveau « au top »

Nos neurones ont besoin d'un apport nutritionnel adéquat pour fonctionner correctement. En effet, la qualité de l'alimentation a un retentissement direct sur le cerveau. Même, et surtout, lorsque vous êtes dans une démarche de minceur, faites-la coïncider avec la recherche d'un bien-être global.

➤ *Les bonnes graisses*

Comme l'ensemble du corps, le cerveau a besoin de lipides, et donc de graisses, pour bien fonctionner. Mais l'*équilibre* entre les diverses graisses alimentaires est primordial pour le fonctionnement des capacités cérébrales. Certains excès, fréquents avec l'alimentation actuelle, sont néfastes.

Ainsi, l'excès de graisses animales (viandes et charcuteries grasses, beurre et fromage, etc.) double les risques d'altération intellectuelle ; c'est incontestablement, à l'échelle de plusieurs mois ou de plusieurs années, l'un des inconvénients de certains régimes tel le régime Atkins qui conseillent une large consommation de ces produits. Mais il convient également d'éviter certaines graisses végétales trop riches en oméga 6 (la plupart des margarines ; les huiles de tournesol, de maïs, de pépin de raisin, et la plupart des huiles combinées). À l'inverse, la consommation de poisson et d'huiles riches en acides gras oméga 3 (huile de colza notamment) diminue ces risques de moitié et améliore la mémoire ainsi que le moral.

➤ *Les aliments riches en vitamines B9, B12 ou E*

Lorsque l'alimentation est pauvre en vitamine B9 ou B12, leur concentration diminue dans le sang, d'où un risque dix ans plus tard d'atrophie du cerveau ou de maladie d'Alzheimer multiplié par deux ou trois. Ces vitamines jouent en effet un rôle direct dans le fonctionnement des cellules nerveuses et la protection du cerveau.

Vous trouverez la vitamine B9 (appelée également folates) dans la plupart des légumes verts (notamment le cresson, les épinards, les choux, la salade) et des fruits (notamment les fraises et les autres fruits rouges, le melon, les agrumes, la banane) ; pauvre en fruits et en légumes, le régime Atkins peut conduire à un manque en vitamines B9. La vitamine B9 est également présente dans certains aliments comme les fruits oléagineux (noix, noisettes) et les fruits secs, ainsi que dans le foie et les fromages fermentés (bleus, roquefort, camembert, etc.).

La vitamine B12 ne figure pour sa part que dans les aliments d'origine animale : abats, viandes, poissons, œufs et, en plus faible quantité, dans les produits laitiers. Les régimes végétaliens stricts, qui excluent même les œufs et les produits laitiers, sont donc loin d'être favorables à un fonctionnement harmonieux du cerveau.

➤ *Les « sucres lents »*

Les aliments riches en glucides lents procurent au cerveau son meilleur carburant : ils améliorent les performances mentales ainsi que le moral et les capacités de mémorisation. Avec les régimes *low carb*, vous risquez à la longue de ressentir un état de manque et une petite forme, voire une dépression. Pour ma part, je préfère vous recommander d'en consommer.

De plus, ces aliments permettent d'éviter le coup de barre de fin de matinée. Mais attention aux pièges : choisissez les vrais sucres lents (voir page 15), car les sucres rapides ne possèdent pas les mêmes avantages.

Régulation du poids : vive le naturel !

Le poids de chaque individu dépend de l'équilibre entre nos dépenses (ce que nous brûlons) et nos apports (ce que nous mangeons).

Théoriquement, il faudrait peu de chose pour grossir. Imaginons par exemple qu'en plus de son alimentation habituelle, qui maintient stable son poids, une personne mange chaque jour une demi-tranche de pain ou un simple morceau de sucre, soit 20 calories ; au bout d'un an, le surplus de calories serait de 20 x 365 = 7 300 calories, c'est-à-dire l'équivalent d'énergie que renferme un kilo de graisse corporelle. Un morceau de sucre quotidien en excès ferait donc prendre 1 kg par an et, s'il était reconduit, 50 kg entre 20 et 70 ans. Or, durant cette période, la plupart des individus ne prennent que 5 à 10 kg. L'organisme ajuste donc remarquablement bien la balance énergétique, grâce à trois ordres de sensations : la faim, le rassasiement et la satiété. La faim informe que l'organisme a besoin d'énergie, et incite à manger ; le rassasiement survient au cours du repas et nous prévient que l'on a assez mangé : si on prolonge néanmoins son repas, le surplus sera stocké, et on grossit ; la satiété est une sensation de « non-faim » qui se prolonge généralement jusqu'au repas suivant : lorsqu'on ne la respecte pas et que l'on grignote, on prend du poids.

Sans devoir peser la nourriture ni calculer les calories, chacun possède les « outils » naturels pour parvenir « instinctivement » à manger (juste) sans prendre de poids. Pourtant, certaines circonstances grippent cette belle mécanique : on mange plus que ses besoins et on prend du poids. Pas à pas, les chercheurs ont mis au jour les facteurs susceptibles de « piéger » la vigilance naturelle de notre corps ; apprenez à les connaître, cela vous aidera à maigrir puis/ou à rester mince.

Quand le centre de la faim se dérègle

Présent dans une région du cerveau dénommée « hypothalamus », le centre de la faim et de la satiété adapte notre appétit à nos besoins. Il induit la faim lorsqu'on manque d'énergie, puis le rassasiement lorsqu'on a assez mangé. Mais il se dérègle dans cinq circonstances :

— Lorsque les calories sont sous forme liquide : sodas, sirops, jus de fruits, thé glacé et toutes les autres boissons sucrées.

— Lorsque l'alimentation est trop concentrée en calories, d'où l'intérêt de consommer régulièrement des fruits et surtout des légumes (aliments les moins concentrés) et, à l'inverse, de modérer les quantités de matières grasses, de biscuits, de confiseries, de plats tout préparés, de chips, etc. (aliments les plus concentrés). Les régimes *low carb* font, sur ce plan, deux erreurs : ils limitent l'apport en légumes, alors même que ceux-ci aident à maigrir puis à rester mince ; ils conseillent les viandes et les sauces grasses. Il en résulte des repas à la fois d'assez faible volume (par l'absence de légumes), mais riches et concentrés en calories (par la présence des viandes et sauces grasses).

— Lorsque les glucides sont trop vite assimilés, d'où l'importance d'éviter ou de « ralentir » les sucres rapides (voir page 16). Les régimes *low carb* évitent les sucres rapides, mais ils excluent aussi les sucres lents : c'est dommage, car ces derniers rassasient bien et participent au « réglage » des centres de l'hypothalamus.

— Lorsqu'on est trop sédentaire (voir page 121).

— Lorsqu'on mange trop souvent en réponse aux émotions ou au stress (voir page 125) : des séances de relaxation ou la psychothérapie peuvent alors s'avérer utiles.

Vigilance et mesure, mais sans obsession

Notre mode de vie favorise l'obésité, mais coexiste avec une aspiration forte à la minceur, aspiration amplifiée par les tendances de la mode et l'aspect filiforme des mannequins.

Pour résoudre ce paradoxe, certaines personnes considèrent les conseils formulés par tel ou tel régime comme des diktats et le moindre écart comme une faute et un échec. Ils ne perçoivent plus ou n'écoutent plus leurs propres sensations de faim et de satiété. Les chercheurs parlent alors de « restriction cognitive chronique ».

➤ *Pourquoi se restreindre peut s'avérer dangereux ?*

La restriction cognitive rigide présente plusieurs inconvénients :

- par les frustrations et la faim qu'elle engendre, la restriction rigide risque de précipiter certains troubles du comportement alimentaire graves, tels que l'anorexie ou la boulimie ; c'est notamment le cas lorsque la restriction touche des jeunes femmes déjà minces et qui voudraient devenir maigres ;
- par le manque de « naturel » et les contraintes qu'elle génère, elle alterne souvent avec des périodes de défoulement, d'où le risque de Yo-Yo : on s'affame et on perd du poids, puis on se libère et on reprend tout... plus un bonus.

On pourrait alors être tenté de rejeter toute idée de régime ou même de conseils nutritionnels, sous prétexte qu'ils conduiraient à faire plus de mal que de bien en empêchant les régulations physiologiques de se réaliser naturellement. Une telle attitude, diamétralement opposée à celle de la restriction cognitive rigide, la rejoint pourtant par la survenue de conséquences elles aussi préjudiciables. En effet, le mode de vie actuel favorise la prise de kilos superflus et l'obésité.

Cela explique le caractère d'épidémie pris par l'excès de poids, aux États-Unis comme en Europe, car les capacités naturelles de régulation du poids sont facilement dépassées avec le mode de vie contemporain ; on aboutit aux mêmes conclusions lorsqu'on observe, en laboratoire, des rats sédentaires et soumis à une alimentation moderne (variée, grasse et concentrée en calories, très sucrée ou très salée) : ils deviennent vite obèses.

Attention aux régimes trop rigides pour être honnêtes

Question souplesse, certains régimes comme les régimes *low carb* semblent intéressants au premier abord, car ils ne font pas intervenir les calories et autorisent sans limites certaines familles d'aliments (viandes et poissons, matières grasses). Mais c'est pour imposer certaines contraintes qui apparaissent vite à la pratique :
— De nombreuses familles d'aliments (fruits, féculents, pain, aliments sucrés) sont complètement exclues ou ne sont tolérées que dans des proportions très faibles et de façon très normative.
— Une table alimentaire des glucides (voir page 143) remplace la table calorique des anciens régimes traditionnels ; son maniement est compliqué.
— Même les légumes doivent être pesés ou mesurés sous forme de portions très restreintes.
— La vie sociale et surtout familiale autour de la table est compromise.

➤ *Alors, se restreindre ou ne rien faire ?*

Que faire ? Se restreindre, et sombrer dans la boulimie, l'anorexie ou le syndrome du Yo-Yo ? Ne rien faire, et prendre inexorablement du poids ? La sagesse et l'efficacité résident dans une troisième voie, sur laquelle travaille le père du concept de restriction cognitive, le professeur Albert Stunkard de l'Université de Philadelphie aux États-Unis. Conscient à la fois des dangers de la restriction cognitive et du mode de vie moderne, il distingue ainsi deux manières de faire attention à ce que l'on mange :

• La première consiste à surveiller son alimentation de façon obsessionnelle, à ne penser qu'à cela (ou presque) tout au long de la journée, à considérer certains aliments comme totalement interdits, à peser tous ses aliments, à limiter ses portions même lorsqu'on a très faim. Dans ce cas, on perd ses repères « internes », on vit dans la crainte perpétuelle de « fautes », on s'expose à la survenue de l'anorexie, de la boulimie ou du syndrome du Yo-Yo. C'est la restriction cognitive rigide et culpabilisante. C'est souvent ce qui se passe avec les régimes *low carb*.

• La seconde est dénommée « contrôle souple » par les chercheurs ; elle consiste à prendre conscience qu'il est difficile de contrôler son appétit et de réguler son poids lorsqu'on répète certains comportements (voir pages 116 et 116). Ensuite, il suffit de savoir comment manger de façon savoureuse, simple et rassasiante tout en limitant ces « aliments à risque ». Les personnes qui mangent de cette façon sont plus minces et souffrent moins de compulsions ou de « boulimies » que les autres.

Le « contrôle souple » ou comment se surveiller sans culpabiliser

Si vous voulez maigrir, vous avez besoin de nouveaux « repères » pour bien vous nourrir et redevenir puis rester mince. Mais ces repères ne constituent pas un dogme intangible et ne doivent pas devenir une contrainte ; ce sont eux qui sont à votre service (vous aider à rester mince) et non le contraire.

Quels qu'ils soient, les conseils alimentaires sont faits pour être enfreints de temps à autre ; par souci d'efficacité, ils se doivent de correspondre à une réalité, et donc s'avérer souples et modulables, pour respecter votre métabolisme, vos goûts et votre mode de vie. Je vous propose des repères et non des lois : adaptez-les avec souplesse à votre quotidien.

Plaisir, simplicité et convivialité

➤ *Plaisir et convivialité*

Bien manger pour maigrir durablement, cela suppose une table bien dressée et une ambiance agréable.

Lorsque vous êtes à table, éteignez la télévision. Outre le fait qu'elle gêne le dialogue entre les convives, la télévision conduit à manger plus. L'esprit étant accaparé par le petit écran, les messages de l'estomac signalant au cerveau le rassasiement ont plus de mal à se faire entendre, et on mange plus que ses besoins (voir page 103).

– Mangez lentement. Les personnes obèses mangent généralement plus vite que les minces. De même, les Américains passent moins de temps à table que les Français, et ils mangent plus vite ; ce qui ne les empêche pas de manger plus (en moins de temps) et d'être plus gros. Plutôt que d'avaler tout rond, mastiquez et savourez ! cela vous permettra :
– de laisser le temps aux mécanismes de rassasiement de se mettre en place ;
– de vraiment profiter des plaisirs de la table ;
– de mieux digérer votre repas.

➤ *Simplicité*

Il n'est nécessaire de manger à heures fixes ni au déjeuner ni au dîner. Adaptez l'heure de vos repas à votre emploi du temps et à votre faim, et non le contraire, ce sera tellement plus agréable.

En fonction de votre travail et de vos obligations familiales, débutez votre déjeuner tôt, vers 11 heures, classiquement, vers 12 h 30-13 heures, ou plus tard, vers 14 -15 heures ; n'hésitez pas à varier les horaires d'un jour à l'autre, lorsque cela vous arrange. On peut également diviser son déjeuner en deux, sans que cela nuise à la santé ou fasse prendre du poids : par exemple, une salade composée à 13 heures puis un fruit une heure après ; c'est pratique lorsqu'on fait la journée continue et que l'on ne dispose que de 10 minutes pour déjeuner. Ne restez pas prisonnier de l'image du repas traditionnel qui ne convient pas toujours au rythme de la vie moderne ; on peut équilibrer des « repas sur le pouce » (voir page 58) suffisamment simples pour déjeuner sur le coin de son bureau, sur son canapé, dans un jardin public, voire dans la rue en faisant des courses.

Le soir, lorsque vous rentrez tôt, et que vous souhaitez dîner vers 19 heures, mettez-vous à table et profitez ensuite d'une longue soirée pour lire, regarder la télévision ou vous promener. Inversement, lorsque vous êtes amené à dîner tard, après 22 heures, soyez sans crainte, votre repas ne vous empêchera ni de dormir ni de rester mince, tout du moins s'il n'est pas trop copieux.

Marche et sport, indispensable activité physique

L'activité physique est rarement suffisante pour maigrir, mais s'avère fondamentale pour rester mince : 91 % des personnes qui ne reprennent pas de poids après un régime font de l'exercice régulièrement.

Comment le sport aide à retrouver et surtout à conserver la ligne

— Pendant l'activité physique elle-même, on brûle des calories.
— On développe sa musculation, et ainsi on brûle plus d'énergie tout au long de la journée ; en effet, comme les organes, les muscles brûlent des calories à chaque minute, même au repos, en raison de leur métabolisme cellulaire.
— Avec le sport, on maigrit plus vite… même la nuit. En effet, l'activité physique stimule le système nerveux dénommé « système nerveux sympathique », et celui-ci augmente l'utilisation nocturne des graisses.

— On améliore son moral et sa propre image du corps, et on a donc moins besoin d'utiliser la nourriture comme réconfort.
— On régule mieux son appétit, qui s'adapte ainsi naturellement aux besoins de l'organisme. En effet, l'effort physique stimule la sécrétion de sérotonine par le cerveau, et celle-ci non seulement donne bon moral (l'euphorie du sportif n'est pas une légende), mais en plus retarde la sensation de faim. Là se trouve probablement la principale explication du rôle primordial du sport pour stabiliser naturellement son poids de forme.

À l'inverse, les heures passées devant la télévision favorisent la prise de poids : trois heures par jour passées devant le petit écran multiplient le risque d'obésité par deux chez l'adulte, et par quatre chez l'adolescent, par rapport à ceux qui n'y sacrifient pas plus d'une heure.

Pratiqué à jeun, le sport est plus efficace pour la ligne

Comme l'a rappelé le Dr Michel Berlan de l'INSERM au congrès JONAS qui s'est déroulé à l'Institut Pasteur de Paris en janvier 2005, faire du sport le matin à jeun facilite la perte de poids puis la stabilisation. En effet, les muscles épuisent leur stock de réserves glucidiques pendant la nuit. Pour soutenir l'effort à jeun, ils sont donc obligés de puiser plus vite que d'habitude dans les réserves de graisse de l'organisme. On estime aussi que l'énergie brûlée par une heure de sport à jeun (jogging, vélo, etc.) est constituée pour moitié par des lipides de la graisse corporelle (et pour moitié par des glucides) contre un tiers seulement de lipides si l'activité est effectuée après le petit déjeuner. Vous entraîner à jeun habitue donc votre organisme à puiser dans les graisses. Avant de vous lancer dans cette pratique, quelques précautions à prendre :
— Demander l'avis de votre médecin si vous n'avez pas fait d'exercice depuis longtemps.

— Augmenter très progressivement la durée de votre effort jusqu'à une durée allant de une demi-heure à une heure selon votre courage et le temps dont vous disposez.
— Vous réhydrater après la nuit en buvant un verre d'eau avant de démarrer.
— Prendre après votre effort un petit déjeuner peu gras, riche en protéines (laitages, œufs, jambon, etc.), afin de reconstituer les protéines du corps qui auraient pu être dégradées au cours de l'effort (au moins un laitage ou équivalents, voir pages 28 et 30) et laissant une belle place aux fruits et/ou pain (ou céréales) afin de recharger vos muscles en glycogène.

Il n'est pas nécessaire de passer sa vie dans les salles de gymnastique ; trois heures de sport par semaine protègent déjà vis-à-vis des kilos superflus, même s'il faut compter quatre heures et demie pour obtenir un effet optimal sur la ligne. Si possible, ne cumulez pas cette durée sur le week-end, mais répartissez-la plutôt en trois à sept séances hebdomadaires.

Comment manger pour profiter du sport

Les glucides constituent la meilleure source d'énergie pour le muscle. S'en priver totalement fait chuter les réserves d'énergie musculaire (le glycogène) et les performances. Vous risquez alors d'être fatigué et obligé de réduire votre activité physique ; ce processus explique lui aussi la tendance à la reprise de poids que l'on observe après trois à six mois de régime Atkins.
Par ailleurs, l'équipe de recherche en nutrition de Québec a démontré qu'une alimentation riche en graisses animales annule les effets bénéfiques de l'exercice sur la régulation du poids ; c'est le cas avec les régimes gras comme le régime Atkins.

Choisissez un sport pour lequel l'accès aux installations est facile : si vous devez perdre une heure dans les transports pour aller à la piscine ou dans une salle de gymnastique, vous ne continuerez pas longtemps. Mieux vaudra alors opter pour un exercice à domicile comme le vélo d'appartement, le step ou la gymnastique.

Comment faire de l'exercice lorsqu'on n'aime pas le sport

Si vous ne vous sentez pas l'âme sportive, vous avez d'autres moyens pour lutter contre la sédentarité. L'activité quotidienne comme la marche, la montée des escaliers, le jardinage, les déplacements à vélo ou même le ménage sont tout aussi utiles à qui veut stabiliser son poids. Mais il convient d'y consacrer deux fois plus de temps c'est-à-dire 6-8 heures par semaine soit une heure d'activité légère chaque jour.

Vous obtiendrez la même efficacité que vous marchiez une heure d'une traite ou en fractionné : par exemple, 10 minutes pour rejoindre la station de métro, un quart d'heure pour se promener à l'heure du déjeuner, 20 minutes pour aller chercher les enfants à l'école, un quart d'heure pour faire vos courses d'un bon pas.

Fort heureusement, ce sont ces mêmes durées (trois-quatre heures de sport par semaine ou une bonne heure d'activité légère par jour) qui assurent une longévité optimale. Vous gagnez donc sur les deux tableaux, ligne et santé.

Bien dans sa tête, bien dans son assiette

Si vous compensez l'anxiété ou la solitude en mangeant à tort et à travers, si vous grignotez lorsque vous vous ennuyez, vous avez probablement besoin d'un soutien psychologique pour mieux vous comprendre, et éviter de régler vos soucis affectifs par la prise de nourriture.

➤ *Les thérapies comportementales et cognitives*

Les thérapies comportementales étudient, comme leur nom l'indique, les *comportements*, avec cette idée que c'est en comprenant la séquence comportementale qui mène à une conduite problématique ou pathologique (ici les troubles alimentaires) que l'on peut modifier le comportement.

Complémentaires des thérapies comportementales et aujourd'hui quasi systématiquement associées, les thérapies cognitives abordent l'acte alimentaire en centrant leur approche plus sur l'individu lui-même que sur l'environnement. On dit qu'elles sont *cognitives* parce qu'elles identifient les pensées, le discours interne qui accompagnent les comportements inadaptés.

Ces thérapies sont surtout utiles lorsque certaines *pensées automatiques* négatives déclenchent une prise de nourriture destinée à calmer l'anxiété ou la déprime. Le travail d'affirmation et d'acceptation de soi joue un rôle important dans la mise en place d'un nouveau mode alimentaire : devant un échec, on apprend à penser : « J'ai échoué aujourd'hui, mais je réussirai demain », plutôt que : « Je ne réussis jamais, je suis un raté. » En relativisant les événements et leurs conséquences, on trouve un nouvel équilibre psychique et nutritionnel.

➤ *Les méthodes de relaxation*

La relaxation cherche à améliorer le contrôle des réactions émotionnelles face aux événements de la vie et à éviter ainsi le recours à une prise de nourriture.

Dans le training autogène de Schultz, on concentre ses pensées et ses sensations sur les divers segments de son corps, les uns après les autres, sur sa respiration, sur son rythme cardiaque. Lorsque cette relaxation mentale active est vécue physiquement comme trop passive, la relaxation musculaire de Jacobson est plus efficace ; les exercices consistent à alterner contraction et détente de groupes musculaires. D'origine plus ancienne, la méditation et le yoga intègrent la relaxation dans un processus plus général, philosophique ou religieux.

Quelle que soit la méthode retenue, l'approche doit être progressive et régulière, sur plusieurs mois ; on apprend la technique en groupe, sous la conduite d'un professeur, puis on l'utilise seul lors d'un entraînement quotidien à domicile ou en présence des situations stressantes.

➤ *La psychanalyse*

La psychanalyse appréhende les mécanismes inconscients d'un trouble psychique ou d'un comportement qui génère une souffrance. Le travail d'analyse explore la signification profonde de la nourriture et de sa consommation, du corps et de son image. L'enquête remonte jusqu'aux premières années de la vie, mettant au jour les relations mère-enfant autour du corps et de la nourriture. L'effort du patient et de l'analyste vise à exprimer verbalement les conflits qui se manifestaient sous la forme d'actes, en l'occurrence de prises de nourriture, ou sous la forme d'une transformation du corps, perte ou prise de poids.

Instrument de connaissance de soi pour les uns, véritable outil thérapeutique pour les autres, la psychanalyse demande néanmoins, avant de porter ses fruits, un long travail avec son analyste.

Pourquoi maigrir ? être au clair sur ses motivations

Vouloir maigrir, c'est bien beau, mais cela n'aura d'intérêt que si vous êtes au clair sur vos motivations. Cette réflexion préalable est indispensable ; il serait dommage de vous engager à la légère dans un projet parfois long (si vous avez de nombreux kilos à perdre) et délicat (si vos gênes ou votre mode de vie rendent difficile la perte de poids).

Lorsqu'on souhaite maigrir, c'est souvent pour des raisons esthétiques : mais êtes-vous sûr d'être plus séduisant(e) avec quelques kilos en moins ? On peut également vouloir ainsi améliorer son bien-être au quotidien ; en effet, les kilos superflus rendent parfois pénibles les gestes de tous les jours comme marcher, monter les escaliers, jouer avec les enfants ou faire du sport.

Sur ces deux plans, celui de la beauté et celui de la forme, ce n'est ni à votre médecin ni à une tierce personne, mais à vous de déterminer votre « poids idéal », celui où vous vous sentez à l'aise dans votre corps. En revanche, concernant les rapports entre votre poids et votre santé, sachez tenir compte de l'avis de votre médecin et des données issues de la recherche scientifique.

➤ *Êtes-vous vraiment trop gros ?*

Comment savoir si, médicalement parlant, vous êtes trop gros(se) ? Si votre corpulence altère votre santé ? Sûrement pas en vous comparant aux sylphides presque irréelles des magazines de mode : la plupart sont trop maigres. En revanche, le tableau ci-dessous permet de vous situer : au-dessus du poids idéal, plus les kilos s'ajoutent, plus les risques augmentent, mais les problèmes médicaux se posent surtout en cas d'obésité. Ces craintes diminuent avec l'âge, le surpoids et l'obésité étant moins dangereux après 60 ans.

Poids idéal, surpoids et obésité en fonction de votre taille

Pour une taille de :	1 m 50	1 m 55	1 m 60	1 m 65	1 m 70	1 m 75	1 m 80	1 m 85
Le poids idéal[1] se situe entre :	42 et 56	44 et 60	47 et 64	50 et 68	53 et 72	57 et 77	60 et 81	63 et 86
Le surpoids débute à un poids de :	56	60	64	68	72	77	81	86
L'obésité débute à un poids de :	67,5	72	77	82	87	92	97	103
L'obésité sévère débute à un poids de :	79	84	90	95	101	107	113	120
L'obésité très sévère débute à un poids de :	90	96	102	109	116	123	130	137

1. Le poids idéal (exprimé en kilos) s'entend ici comme celui considéré statistiquement comme le plus propice à une bonne santé. Il correspond à un indice de masse corporelle (poids/taille^2) compris entre 18,5 et 25 kg/m^2.

➤ *Vos rondeurs sont-elles dangereuses ?*

La graisse située sur le haut du ventre, au-dessus du nombril, est dangereuse pour le cœur, les artères et le cerveau ; de plus, elle élève le risque de certains cancers. En revanche, lorsque les rondeurs sont localisées sous le nombril, sur les hanches ou les cuisses, elles sont moins néfastes.

Pour faire le point, munissez-vous d'un mètre de couturière, souple mais non extensible :

- à l'aide de celui-ci, mesurez votre tour de taille au niveau le plus étroit (celui du nombril généralement) et votre tour de hanches le plus large. Durant cette mesure, tenez-vous debout, sans forcer votre respiration ;
- divisez ensuite la valeur obtenue pour le tour de taille par celui du tour de hanches, chacune étant mesurée en centimètres ;

– le rapport taille-hanches permet de situer vos risques : normalement, il se situe entre 0,64 et 0,85 chez la femme, entre 0,85 et 1 chez l'homme. S'il est supérieur à 1 chez l'homme ou à 0,85 chez la femme, les risques cardio-vasculaires s'élèvent et vous aurez très probablement intérêt à maigrir ;
– pour faire plus simple, on peut également se contenter de mesurer son tour de taille : au-delà de 88 cm pour une femme et de 102 cm pour un homme, les risques cardio-vasculaires s'élèvent.

Faut-il consulter son médecin ?

Je vous conseille de consulter régulièrement votre médecin traitant et notamment en trois circonstances :

— Au début de votre projet de maigrir, afin de faire le point sur les bénéfices « santé » à escompter de la perte de poids, puis de déterminer le poids à atteindre et enfin de se mettre d'accord sur la démarche à suivre.

— Lors de toute difficulté dans le suivi de votre projet. Certaines adaptations sont alors probablement nécessaires pour mieux adapter les conseils nutritionnels à votre cas spécifique. Il est même possible qu'une autre solution soit nécessaire : aucune méthode n'est universelle, et celle que je vous propose n'a pas vocation à l'être, même si elle s'adapte bien à la plupart des cas.

— Lorsque vous aurez atteint votre objectif et que commencera la période de stabilisation, faites le point avec votre médecin traitant (ou avec un médecin nutritionniste) sur les conséquences de la perte de poids sur votre état de santé, profitez de ses compétences pour affiner votre programme de stabilisation.

Autre élément à prendre en compte, l'état de santé de vos proches. Si parmi vos parents, vos grands-parents ou vos frères et sœurs, certains sont gros sans pour autant que leur santé en souffre, il est probable que, pour vous également, quelques kilos en trop ne seront pas néfastes. Inversement, si certains membres de votre famille ont été touchés par des maladies comme le diabète ou un infarctus, vos risques personnels sont élevés en cas de surpoids ou d'obésité.

Enfin, n'oubliez pas l'avis de votre médecin : vous connaissant bien, il pourra juger comment votre poids influence votre santé.

➤ *Ne cherchez pas à trop maigrir*

Au sens médical du terme, le poids idéal s'entend comme le poids assurant la meilleure santé et l'espérance de vie la plus longue. Si votre poids actuel se situe dans l'intervalle de poids idéal correspondant à votre taille (voir page 128), vous pouvez vous considérer comme mince, tout du moins médicalement parlant ; la notion de maigreur préjudiciable à la santé débute à partir d'un poids inférieur à cet intervalle.

A-t-on toujours avantage à devenir mince ?

Même si votre corpulence altère votre santé, vous n'avez pas forcément besoin de devenir mince pour vous protéger : la perte de 10 % de votre poids actuel (par exemple 10-12 kilos si vous pesez 110 kilos) suffira à soulager votre organisme et à réduire les risques de complication : ne soyez pas trop ambitieux.

De nombreuses personnes, notamment parmi les femmes, cherchent à maigrir alors même qu'elles sont déjà minces. Ce projet se justifie parfois lorsqu'on a pris 3-4 kilos à l'occasion d'un événement précis comme, par exemple, l'arrêt du tabac, une grossesse ou une période de stress. Alors, notamment lorsque la prise de poids est récente, « ça peut marcher » et l'on parvient souvent à retrouver puis à maintenir son poids initial en faisant un peu de sport et en mangeant plus équilibré. Mais si vous êtes trop sensible à la mode ou au *look* des mannequins, il vous faudra prendre conscience que minceur ne signifie pas maigreur, et qu'à chercher à trop maigrir, vous risqueriez d'altérer votre santé, votre beauté et même votre moral.

Régime injustifié = danger

En restreignant votre alimentation pour maigrir puis rester (trop) maigre, vous risquez d'abord de souffrir de carences alimentaires, elles-mêmes sources de problèmes de santé et d'une altération de la plasticité de la peau.

Ensuite, il y a de grandes chances que votre corps accepte mal la contrainte que vous lui imposez (et les sacrifices que vous *vous* imposez) ; il risque alors de « se venger », en vous entraînant vers des compulsions alimentaires d'où une reprise de poids rapide et plus importante que ne l'avait été votre perte.

Enfin, pour les personnes, notamment les jeunes filles, psychologiquement les plus fragiles, se restreindre à l'excès conduit parfois à des troubles du comportement alimentaire graves tels que l'anorexie mentale ou la boulimie.

Ces risques sont élevés avec les régimes contraignants ou déséquilibrés. Mais ils peuvent survenir même avec une méthode souple et équilibrée lorsqu'on cherche à perdre trop de poids.

Croyez-en mon expérience, je vois quotidiennement des personnes qui consultent après avoir gâché leur forme et leur silhouette à trop jouer avec leur poids. Si vous souhaitez sauvegarder votre santé, votre beauté et votre qualité de vie, ne cherchez ni à trop maigrir ni à aller contre votre nature.

CHAPITRE 5

Le régime Atkins et les low carb *: les dessous d'une histoire à succès*

Ces dernières années, les régimes faibles en glucides (*low carb*) ont connu un succès phénoménal aux États-Unis, ce qui a conduit la communauté scientifique à s'y intéresser. Pour mieux comprendre la nécessité de maîtriser sa consommation de glucides lorsqu'on cherche à retrouver ou à garder la ligne, mais aussi pour connaître les excès à ne pas commettre, il est utile d'apprendre comment et pourquoi les régimes *low carb* ont eu un tel écho aux États-Unis puis à travers le reste du monde. *Low carb* est un terme d'origine américaine qui signifie « pauvre en hydrates de carbone ». Les régimes réunis sous cette bannière proposent effectivement une alimentation qui en est presque totalement dépourvue. En France, les hydrates de carbone sont plus communément dénommés glucides.

Atkins et les *low carb* : comme une tornade…

Diplômé de la faculté de médecine de Cornell, aux États-Unis, Atkins publia son premier livre en 1972. Son titre, *Diet Revolution*, annonçait la couleur : une révolution diététique qui interdisait les glucides, ou hydrates de carbone, mais n'imposait pas, ou presque, de restriction sur les graisses. De nombreux Américains suivirent ces conseils et bannirent de leur alimentation le sucre et la farine, le pain et les féculents, et même les fruits et de nombreux légumes ; beaucoup perdirent du poids. Parallèlement, beaucoup également se gavèrent de charcuteries, de crème et de beurre, et consommèrent trop de graisses saturées néfastes pour le cœur ; d'aucuns souffrirent de problèmes cardiaques et furent victimes d'infarctus du myocarde. De nombreux médecins et cardiologues mirent alors ces accidents cardio-vasculaires sur le compte du régime Atkins. Cette relation directe entre Atkins et les accidents cardiaques ne fut pas formellement prouvée au plan scientifique ; néanmoins, à cette occasion, le régime Atkins gagna son surnom de « passeport pour l'infarctus », ce qui refroidit plus d'un disciple du docteur…

Pendant une vingtaine d'années, on parla moins du régime Atkins qui paraissait passé de mode. On en parlait d'autant moins que la recherche scientifique avait, semblait-il, démontré le rôle prépondérant des graisses alimentaires dans la genèse de l'obésité : le coupable idéal était trouvé, c'étaient les lipides. Les recommandations officielles en matière de nutrition furent alors de consommer plus d'aliments riches en glucides, et moins d'aliments riches en lipides. Malgré ces belles recommandations, l'épidémie d'obésité progressa de plus belle aux États-Unis, et, à partir des années 1980, les Américains grossirent de plus en plus vite : le nombre de personnes obèses ou seulement trop fortes s'éleva d'environ 10 % à chaque décennie, et, dans le même temps, au sommet de l'iceberg, les « superobèses » (personnes atteintes d'une obésité très sévère, voir page 128) virent leur nombre multiplié par trois. En vingt ans, de la fin des années 1970 à la fin des années 1990, près de 40 millions d'Américains, qui étaient précédemment minces, étaient devenus trop gros… Cette accélération concernait les adultes à tout âge, et même les enfants.

D'où vient le terme de régime *low carb* ?

Les hydrates de carbone, *carbohydrates* en langue anglaise, sont la résultante du métabolisme des végétaux : sous l'action du soleil, ceux-ci combinent l'eau du sol avec le gaz carbonique de l'air pour synthétiser les hydrates de carbone, qui leur serviront de réserve d'énergie. C'est ce qu'on appelle la photosynthèse, une petite merveille écologique puisqu'elle permet en même temps d'épurer l'atmosphère de son excès de gaz carbonique, de renouveler l'oxygène de l'air indispensable à la vie et de créer les hydrates de carbone ; ces derniers constituent une source d'énergie disponible pour la plante elle-même, mais également pour ses consommateurs, les herbivores ou, comme l'homme, les omnivores.

Parmi les hydrates de carbone, certains ne sont pas digérés par le tube intestinal de l'homme : ce sont les fibres, présentes notamment dans les fruits, les légumes, les légumes secs et les aliments d'origine céréalière peu raffinés comme le pain complet. Les autres sont digestibles et fournissent de l'énergie pour les cellules de notre organisme : ce sont les glucides, encore dénommés sucres (*au pluriel*) par les biologistes ;

le terme *carb* désigne exclusivement ces hydrates de carbone digestibles, donc les glucides. Les hydrates de carbone digestibles se trouvent dans de nombreux aliments, notamment le pain ; le pâtes, le riz, les pommes de terre et les légumes secs ; les aliments et les boissons sucrés ; les fruits. Le terme sucre (au singulier) est, lui, utilisé dans le langage courant pour désigner le saccharose, c'est-à-dire le sucre à saveur sucrée comme le sucre blanc, le sucre roux ou le sucre de canne.

Dans le langage courant, les Américains surnomment donc *carb* les hydrates de carbone digestibles, ou glucides. L'appellation *low carb* fait elle aussi référence aux hydrates de carbone digestibles, c'est-à-dire aux glucides, que ceux-ci soient des glucides lents ou des glucides rapides (voir page 15). Les produits ou les régimes *low carb* ont comme caractéristique commune d'être quasiment dépourvus de glucides.

Atkins rebondit sur cette évolution calamiteuse, et eut beau jeu de faire remarquer que, parallèlement à l'accroissement de l'obésité, la consommation de glucides raffinés avait augmenté. Il publia en 1992 une nouvelle version de son livre, intitulée *Docteur Atkins's New Diet Revolution*, « La nouvelle révolution diététique du docteur Atkins ». Le succès fut au rendez-vous, ce d'autant que le régime Atkins avait été popularisé par diverses stars du show-biz. Ce nouveau livre se vendit ainsi à plus de 10 millions d'exemplaires de par le monde, et trôna trois ans sur la liste des best-sellers du *New York Times*, le principal journal new-yorkais. Dans le sillage d'Atkins, de nombreux auteurs proposèrent des régimes voisins basés eux aussi sur le principe du *low carb* et élargirent ainsi l'offre éditoriale et le lectorat ; ce fut notamment le cas de *The Zone* ou encore le régime *South Beach* (publié en France sous le titre « Le régime Miami »).

Face au succès et à la diffusion de ses théories, Atkins fit preuve des qualités d'un homme d'affaires avisé et passa à la vitesse supérieure. Il publia divers livres de recettes, et surtout il produisit toute une gamme d'aliments, de sauces ou de compléments alimentaires (pilules de vitamines, de fer, de calcium) destinés aux adeptes de son régime. Malgré l'incrédulité initiale du business agroalimentaire, cette « gamme Atkins » fut bien accueillie par les consommateurs ; Atkins Nutritionnals réalisa ainsi un chiffre d'affaires de 150 millions de dollars (presque autant d'euros) en 2003. La demande pour ces produits *low carb* (pauvres en glucides) s'amplifia à un point tel que les industriels ne purent rester sans réagir ; ils emboîtèrent le pas et, soit pour contrer la vague *low carb*, soit surtout pour en bénéficier, ils modifièrent les recettes et la composition de centaines de leurs produits. Diverses gammes *low carb* furent ainsi proposées dans les linéaires des supermarchés américains : boissons sucrées *low carb* par Coca-Cola, Pepsi ou Nestlé ; laitages *low carb* par Dannon (appellation de Danone en version américaine) ; céréales du petit déjeuner *low carb* par Kellogg's ; chips *low carb* par Pepsi Co ; et même un hamburger *low carb* – sans pain mais enrobé de salade – par Burger King. Au total, 339 nouveaux produits *low carb* furent mis sur le marché en 2002, 633 en 2003 et 586 au cours du seul premier semestre 2004. « Une véritable déferlante », comme le soulignait Sophie Lécluse dans un article consacré au marché *low carb* paru dans *LSA*, journal français spécialisé dans le domaine de l'industrie agroalimentaire.

L'explosion du marché *low carb* touchait en 2004 26 millions d'Américains, adeptes inconditionnels et 70 millions de « sympathisants », plus occasionnels. Il y eut des répercussions sur de nombreuses branches de l'agro-business. Certains en tirèrent profit ; ce fut d'abord le cas des producteurs d'aliments naturellement pauvres en glucides. Les marchands de saucisses ou de bacon, de volailles ou de viande rouge eurent le sourire puisque leurs produits se voyaient plébiscités par les adeptes de cette nouvelle religion diététique qui en consommaient environ 30 % de plus qu'auparavant. En revanche, les producteurs de pâtes et de pommes de terre firent grise mine ; certains, et non parmi les moindres, furent même contraints à la faillite, comme New World Pasta, l'un des leaders mondiaux sur le marché des pâtes alimentaires. Il est vrai que le marché américain des pâtes avait baissé de près de 15 % en dix-huit mois, parallèlement aux anathèmes lancés par Atkins.

Les théories du docteur Atkins traversèrent ensuite océans et frontières. La mode des produits *low carb* atteignit avec un succès certain les pays anglophones tels le Canada et la Grande-Bretagne, mais également l'Allemagne, la Suisse, la Scandinavie, Israël, l'Australie ou encore l'Afrique du Sud. En revanche, dans les pays méditerranéens comme la France, l'Italie ou l'Espagne, leur développement semble plus timide, tout du moins jusqu'à ces derniers mois.

Comment expliquer cet engouement et ces succès à répétition ? Certaines raisons sont spécifiques aux États-Unis. D'abord, la manière dont les Américains appréhendent leur alimentation : lorsqu'ils évoquent leur relation à la nourriture, ils raisonnent volontiers en « tout blanc » ou « tout noir » ; devant l'échec des régimes *low fat* – pauvres en lipides ou en graisses – préconisés par le discours nutritionnel officiel, il fallait trouver un autre bouc émissaire que les lipides, et ce fut tout naturellement le tour des glucides de tenir ce rôle. Ensuite, les habitudes alimentaires outre-Atlantique : la nourriture américaine est particulièrement riche en boissons ou aliments sucrés ainsi qu'en aliments trop raffinés, sources de glucides rapides néfastes pour la ligne : les réduire constitue effectivement une priorité s'ils souhaitent inverser leur tendance à l'excès de poids. Enfin, le lancement des régimes *low carb* par les vedettes du show-biz ou même de la politique – Bill Clinton, par exemple, se serait converti au régime « South Beach » – a largement contribué à leur diffusion dans un pays où les médias comme la télévision ont un impact majeur. Mais limiter le succès des régimes *low carb* à ces seuls éléments d'ordre socio-culturel serait injuste : leur efficacité sur la régulation du poids et plus précisément sur la sécrétion d'insuline n'y est pas étrangère (voir page 175). Nous verrons plus loin ce qu'il faut penser de l'évaluation scientifique du régime Atkins. Auparavant, je vous propose de prendre connaissance des menus que le docteur Atkins a concoctés.

Régimes *low carb* : qu'y a-t-il à manger ?

Pour mieux faire le point sur les bénéfices ou les inconvénients des régimes *low carb*, voyons plus précisément les repas qu'ils proposent, les aliments interdits, comme les aliments conseillés. Pour cette analyse, je m'attarderai essentiellement sur le régime Atkins, et ce pour trois raisons : d'abord, un critère d'antériorité, le régime Atkins ayant été le premier à se définir comme *low carb* ; ensuite, un critère de diffusion, le livre d'Atkins ayant été celui qui a été tiré au plus grand nombre d'exemplaires ; enfin, un critère scientifique, puisque c'est essentiellement le régime Atkins qui, parmi les régimes *low carb*, a été analysé par des études scientifiques fiables.

➤ *Les aliments interdits ou fortement déconseillés par les régimes* low carb

Ce sont les aliments source, selon Atkins, de « mauvais hydrates de carbone » :

- le sucre et les produits sucrants assimilés tels le sirop de maïs – largement utilisé dans les boissons et aliments sucrés aux États-Unis –, le sirop d'érable, le miel, etc ;
- les aliments sucrés comme le chocolat, les barres chocolatées, les barres céréalières, les bonbons, les pop-corns, les boissons sucrées, les biscuits, les gâteaux, les crèmes dessert, les crèmes glacées, etc ;
- le lait, le fromage blanc, le cottage cheese et le yaourt : Atkins considère que le lactose, leur glucide, est néfaste lui aussi pour le poids. En revanche, le fromage est autorisé, car il ne contient pas de lactose ;
- les fruits, les jus de fruits : même s'ils sont consommés sans sucre, ils contiennent du fructose (le glucide des fruits) et sont, à ce titre, à exclure, selon Atkins ;
- les aliments issus de la farine : le pain, les biscottes, les pâtes, les crackers, les biscuits salés ;
- les céréales du petit déjeuner, qu'elles soient complètes ou non ;
- les aliments d'origine céréalière : le riz, la semoule, le couscous, le maïs et bien sûr les pâtes et le pain ;
- les pois et les légumes secs : lentilles, pois chiches, pois cassés, etc ;
- les légumes riches en hydrates de carbone : les pommes de terre, les petits pois, les betteraves, le maïs, etc ;
- les condiments sucrés : ketchup, vinaigre balsamique, la plupart des sauces du commerce ;
- les noix et les autres fruits oléagineux (noisettes, amandes, etc.) ainsi que les fruits secs (pruneaux, abricots secs, etc.) ;

- la plupart des aliments américains proposés au petit déjeuner : outre le pain et les toasts, les muffins, les bagels, les céréales du petit déjeuner ;
- l'alcool et toute boisson alcoolisée ;
- le café et le thé, sauf s'ils sont décaféinés, car la caféine ou son équivalent la théine stimulent légèrement la synthèse d'insuline.

➤ *Les aliments autorisés par les régimes* low carb

Ce sont tout simplement ceux dépourvus de glucides.

• L'accès aux viandes, volailles, poissons et œufs est libre pour autant que l'on évite les préparations comprenant de la farine : poissons panés, certaines sauces, etc. Les quantités sont libres à condition de ne pas dépasser sa sensation de faim.

• Le fromage est autorisé, mais limité à 100 g par jour.

• Certains légumes sont autorisés, mais dans des quantités extrêmement limitées :

- la salade verte, les champignons, le céleri, les radis, les poivrons verts (mais pas les rouges) et le concombre, sans dépasser, pour l'ensemble, le volume de trois tasses par jour ;
- d'autres sont limités à une seule tasse par jour : les cœurs d'artichaut, les asperges, les brocolis, les oignons, certains choux, les tomates… mais si vous consommez une tasse de l'un de ces légumes, il vous faudra vous limiter à deux pour l'autre famille de légumes autorisée (celle de la salade verte).

• Le beurre, les huiles et la mayonnaise ne sont pas limités.

• Les épices et les herbes, si tant est qu'ils ne contiennent pas de sucre.

• Sont autorisés occasionnellement et dans certaines limites :

- les olives, jusqu'à 20 par jour ;
- l'avocat, jusqu'à un demi par jour ;

– le citron et son jus, jusqu'à 3 cuillères à soupe par jour ;
– la crème fraîche, jusqu'à 2 ou 3 cuillères à soupe par jour.

• Les desserts à base de gélatine et d'édulcorants intenses (sauf l'aspartame, interdit par Atkins), avec possibilité de les agrémenter par de la crème fouettée, dans les limites citées (c'est-à-dire 2-3 cuillères à soupe de crème par jour).

➤ *La première phase du régime Atkins*

Dans cette première phase, Atkins propose à ses disciples de respecter scrupuleusement les interdits cités dans les pages précédentes et donc de ne consommer que les aliments autorisés. Cela donne par exemple :

• Petit déjeuner : omelette aux champignons, accompagnée de jambon et d'un peu de fromage, mais sans pain.

• Déjeuner : une *petite* salade verte, puisqu'il ne faut pas dépasser trois tasses de légumes par jour. Et un aliment source de protéines : poulet, rosbif ou poisson froid par exemple, agrémenté de mayonnaise.

• Dîner : du poisson ou de la viande, avec un peu de salade si vous n'avez pas épuisé votre quantité autorisée de légumes au cours des deux précédents repas de la journée ; dans le cas inverse, vous consommerez votre viande ou votre poisson « sec », sans aucun accompagnement.

• On peut terminer son repas par une gélatine aromatisée d'un peu de crème fouettée, puis grignoter devant la télé une dizaine d'olives.

Atkins recommande par ailleurs de boire beaucoup d'eau au cours de la journée, au moins 8 grands verres. Et de prendre quotidiennement un ou des comprimés de multivitamines, avec également du potassium, du calcium et du magnésium, choisis parmi les compléments alimentaires proposés par la marque Atkins Nutritionnal Approach.

➤ *La seconde phase du régime Atkins*

La phase d'induction doit durer, d'après Atkins, au moins deux semaines, mais peut être prolongée si on le souhaite : Atkins ne limite pas la durée maximale de cette première phase, comme s'il n'y avait aucun danger à manger aussi peu de glucides sur une longue période ! Ensuite, ce n'est que lorsque la perte de poids est suffisante ou que l'on souhaite varier un peu plus son alimentation, qu'Atkins élargit le choix des aliments proposés, mais de façon très lente et progressive.

Lors de la phase d'induction, l'apport en hydrates de carbone, ou glucides, était limité à 20 g par jour (sous la forme de 3 tasses – soit environ 200 g – de légumes par jour). Imaginons que vous suiviez le régime Atkins et que vous décidiez, après quelques semaines, de quitter la phase d'induction pour passer à la seconde phase. Atkins vous autoriserait alors à augmenter l'apport quotidien en glucides de 5 grammes chaque semaine : 25 grammes de glucides la première semaine de la seconde phase, 30 grammes la deuxième, 35 grammes la troisième… et ainsi de suite. L'amaigrissement se ralentirait alors de plus en plus jusqu'à ce que votre poids ne descende plus : cela signifierait alors que vous avez atteint ce que Atkins appelle le *Critical Carbohydrate Level for Maintenance*, votre CCLM (traduisez « votre niveau critique de glucides pour vous stabiliser ») : votre organisme est devenu incapable de brûler plus de glucides sans reprendre du poids. Si, l'ayant atteint, vous souhaitiez néanmoins perdre encore du poids, il vous faudrait revenir à un niveau d'apport glucidique inférieur en diminuant d'au moins 10 grammes votre apport en glucides.

Mais comment savoir ce qu'il convient de manger pour augmenter son apport en glucides de 5 grammes ? Rien de plus simple d'après Atkins ; vous n'auriez qu'à vous référer à la *Carbohydrate Grain Counter*, une table alimentaire glucidique établie par ses soins et où vous trouverez le contenu en glucides de chaque aliment : par un petit calcul, une règle de trois, à effectuer avant chaque repas, vous verriez à combien d'aliments glucidiques vous avez droit en fonction de l'aliment dont vous avez envie. Ainsi, 5 grammes de glucides vous seraient apportés par une demi-tasse de cottage cheese ou de fromage blanc, 13 framboises (13, et non pas 10 ou 15), le volume d'une tasse de chou-fleur, 6 à 8 asperges ou encore un demi-avocat !

Vous ne pourriez pas choisir n'importe quel aliment glucidique ; par ordre décroissant, Atkins préconise :

- les légumes autorisés en phase d'induction, à consommer alors en un peu plus grandes quantités ;
- le fromage frais ;
- les noix et les fruits oléagineux ;
- les baies ;
- le vin et autres boissons alcoolisées pauvres en hydrates de carbone ;
- les légumes ;
- les fruits autres que les baies ;
- les légumes riches en amidon tels les petits pois ou la pomme de terre ;
- certaines céréales complètes, tels les grains de sarrasin.

En revanche, les autres aliments qui étaient interdits, tels le pain, les pâtes, les aliments sucrés, etc., le restent.

➤ *La phase de stabilisation du régime Atkins*

Par la suite, pour garder le bénéfice de vos efforts et ne pas reprendre de poids, Atkins vous recommande d'adopter toute votre vie ses *Rules of Lifetime Maintenance*, ou « Règles de la stabilisation définitive » :

- respecter votre CCLM, c'est-à-dire « le niveau d'apport glucidique quotidien à ne pas dépasser pour se stabiliser ». Pour Atkins, le CCLM ne doit pas dépasser 40-60 grammes en moyenne, soit, par exemple, 2 tranches de pain + 2 fruits par jour, mais aucun féculent. Seuls les

sportifs réguliers pourront atteindre 90 grammes ou plus quotidiens ! 90 grammes de glucides, cela correspond, par exemple, à 2 tranches de pain + 2 petites pommes de terre + 2-3 fruits et quelques légumes. Un apport bien restreint, n'est-ce pas ?
- choisir des aliments naturels, non transformés par l'industrie agroalimentaire et non raffinés ;
- faire régulièrement de l'exercice ;
- continuer à prendre des compléments alimentaires ;
- développer une stratégie (faire ses courses en évitant les linéaires des pâtes, du riz et des produits sucrés ; refuser les invitations où vous risqueriez de vous écarter des préceptes d'Atkins, etc.) pour surmonter les tentations ;
- ne pas vous autoriser une reprise de poids supérieure à 2,5 kilos par rapport à votre objectif.

Pour vous stabiliser, il vous faudra encore, d'après Atkins, suivre les lois (presque) tous les jours, et ce toute votre vie. Quelques incartades sont néanmoins autorisées, comme un dessert sucré le jour de votre anniversaire.

Les régimes *low carb* sont-ils efficaces ?

Comme souvent en nutrition, on entend tout et son contraire concernant les régimes *low carb* et leur efficacité sur le poids. Certains affirment que là se trouve la seule manière de maigrir efficacement, comme si l'éviction quasi totale des glucides était la voie obligée vers la minceur. D'autres clament que, même s'ils sont parfois efficaces sur le court terme, de tels régimes conduisent irrémédiablement à reprendre du poids, et ce de façon beaucoup plus nette qu'avec un régime classique, plus raisonnable (ou tout du moins prétendu tel). Pour y voir plus clair, pour choisir en connaissance de cause et non sur des *a priori*, une seule solution : se référer à des études scientifiques.

➤ *Une efficacité indéniable à court terme*

Dans un article scientifique publié en mai 2003 dans le *New England Journal of Medicine*, fleuron de la faculté de médecine du Massachusetts et l'un des plus célèbres journaux médicaux au monde, Gary Foster et son équipe ont conduit une étude portant sur 63 personnes en surpoids, de sexe masculin et féminin, d'âge moyen 44 ans et de poids moyen entre 98 et 99 kilos ; ces sujets ont été assignés, par tirage au sort, soit à un régime *low carb* de type Atkins, soit à un régime hypocalorique classique à teneur plus élevée en hydrates de carbone, mais plutôt pauvre en lipides. Durant un an, l'équipe dirigée par Foster s'est enquis régulièrement du devenir de ces sujets, de leur poids et de certains de leurs paramètres sanguins comme le cholestérol.

Au bout de trois mois de régime, le groupe soumis au régime *low carb* avait perdu plus de poids que celui suivant un régime classique : 6,8 % du poids initial dans le premier groupe contre 2,7 % dans le second. Dans les trois mois qui ont suivi, soit du quatrième au sixième mois de régime, aucun des deux régimes ne s'est montré réellement efficace puisque la perte moyenne totale à 6 mois plafonnait à 7 % dans le premier groupe et à 3,2 % dans le second. Et dix mois plus tard, c'est-à-dire à un an du début de l'étude, force fut de constater un résultat décevant avec chacun de ces deux régimes, avec une reprise de poids dans les deux groupes ; cette reprise s'avérait plus élevée dans le groupe *low carb* – 2,6 % du poids initial –, que dans celui régime classique – 0,7 % du poids initial. Ainsi, d'après cette étude, les régimes *low carb* méritent conjointement un bon point, et un mauvais point. Le bon point, ils sont plus efficaces à court terme – à l'échelle de six mois – que les régimes classiques ; cela explique sans doute l'engouement pour ce type de régime lorsqu'on est pressé de voir disparaître les premiers kilos. Le mauvais point, ils ne restent pas longtemps efficaces : généralement, après l'euphorie des trois premiers mois, le poids stagne puis remonte dès le septième mois.

D'autres chercheurs ont confirmé l'efficacité à deux visages des régimes *low carb*. Dans un article publié en mai 2004, le docteur William Yancy a lui aussi retrouvé une plus grande efficacité à six mois des régimes *low carb*, avec une perte de 12 kilos contre seulement 6,5 avec un régime conventionnel ; il en va de même dans l'étude menée sur six mois par Frederick Samaha, de l'Université de Pennsylvannie, qui a retrouvé une perte de 5,8 kilos pour le régime *low carb* contre 1,9 pour le conventionnel. À court terme, sur une période de trois à six mois, il apparaît donc bien, comme le dit Atkins, que limiter son apport en hydrates de carbone accélère la perte de poids par rapport à un régime traditionnel.

Néanmoins, les diverses études scientifiques ayant eu trait aux régimes *low carb* donnent parfois des résultats discordants, car elles ne sont pas toutes basées sur le même protocole de recherche. Lorsque, dans l'évaluation d'un médicament ou d'un régime, on constate une telle hétérogénéité dans les protocoles et dans les résultats, il convient de réaliser une méta-analyse, c'est-à-dire une analyse conjointe de toutes les études fiables ayant eu trait au sujet concerné ; à l'aide d'outils statistiques sophistiqués, il devient ainsi possible de faire émerger une tendance globale, qui va au-delà des particularités de telle ou telle étude. C'est ce qu'a réalisé la chercheuse américaine Dena Bravata en répertoriant 107 articles scientifiques pour un total de 3 268 participants soumis à des régimes à diverses teneurs en glucides sur des durées allant, selon les études, de 4 à 365 jours. À partir de cette méta-analyse, la perte de poids s'est révélée être globalement non dépendante de la teneur en glucides des régimes : les régimes *low carb* n'étaient au final, ni plus efficaces ni moins que ceux plus riches en glucides. En revanche, plus les individus parvenaient à prolonger leur effort, et plus ils mangeaient avec modération (sans forcément exclure telle ou telle famille d'aliments), plus ils perdaient du poids.

Donc, pour maigrir longtemps puis rester mince, il est essentiel de trouver une manière de manger, un équilibre avec lequel on se sente suffisamment bien pour pouvoir le prolonger des mois et des années. C'est rarement le cas avec les régimes *low carb*, lorsque les fruits, le pain et les féculents sont trop restreints trop longtemps.

➤ *Des bienfaits métaboliques réels*

L'un des principaux intérêts revendiqués des régimes *low carb* (et leur seul intérêt réel ?) est d'abaisser le niveau de synthèse d'insuline par le pancréas, et donc le niveau de cette hormone dans le sang. De fait, il apparaît dans l'étude de Frederick Samaha (voir page précédente), comme dans celle du chercheur suisse Alain Golay – publiée en 1996 –, que les régimes *low carb* diminuent le niveau d'insuline de façon plus marquée que les régimes classiques.

Or, outre son effet promoteur sur la prise de poids (voir page 175), une sécrétion excessive d'insuline s'avère délétère pour l'organisme. D'une part, à la longue, cela risque d'épuiser le pancréas et de favoriser la survenue ultérieure d'un diabète. Ensuite, un taux élevé d'insuline dans le sang accélère la prolifération cellulaire de l'organisme ; ce mécanisme pourrait fort bien accélérer les processus d'athérosclérose, et donc augmenter le risque de maladies cardio-vasculaires comme la crise cardiaque ; il pourrait aussi stimuler la croissance tumorale, et donc élever le risque de survenue d'une tumeur cancéreuse. La baisse du niveau d'insuline sanguin provoquée par les régimes *low carb* constitue donc un avantage à mettre à leur actif.

Autre bon point, l'effet de ces régimes sur deux paramètres : les triglycérides et le cholestérol HDL. Les triglycérides sont des graisses présentes dans la circulation sanguine ; ils sont souvent trop nombreux en cas d'excès de poids, ce qui n'est pas très bon pour les artères. Le cholestérol HDL est un cholestérol qui, paradoxalement, protège le cœur en « nettoyant » les artères : plus on en a dans le sang, mieux on se porte et moins on risque de souffrir d'une crise cardiaque. Les régimes *low carb* tendent à augmenter ce « bon » cholestérol de 10 à 20 % selon l'étude de Gary Foster (voir page 144). Il faut noter que ces deux effets bénéfiques, réduction des triglycérides et élévation du cholestérol HDL, sont en grande partie liés à la baisse de l'insuline ainsi qu'à la perte de poids elle-même – quel que soit le régime suivi, une perte de poids qui se maintient abaisse les triglycérides et augmente le bon cholestérol.

Enfin, et fort logiquement au vu de leurs effets sur l'insuline, les régimes *low carb* améliorent l'équilibre glycémique des personnes qui sont à la fois obèses et diabétiques, c'est-à-dire celles qui sont atteintes d'un diabète de type II. En revanche, les régimes *low carb* ne sont pas du tout adaptés, et peuvent s'avérer dangereux, pour les personnes atteintes d'un diabète de type I, diabète qui se déclare essentiellement au cours de l'enfance, de l'adolescence ou des premières années de la vie d'adulte, et qui nécessite à la fois des piqûres d'insuline (car le pancréas n'en produit plus du tout) et une alimentation riche en glucides.

Le régime Atkins comporte donc certains avantages, mais tous ces bienfaits (baisse de l'insuline ; baisse des triglycérides ; élévation du « bon » cholestérol, le HDL ; amélioration de l'équilibre des diabétiques), on les obtient également sans bannir les glucides, mais en apprenant à bien les choisir, comme je vous l'ai proposé dans les chapitres précédents.

Les dangers des régimes *low carb*

Pour évaluer l'intérêt d'un régime ou d'un modèle alimentaire, il ne suffit pas de l'évaluer en termes de résultats pondéraux, il convient également de connaître ses effets sur la santé. À quoi bon perdre du poids pour se retrouver malade quelques mois ou années plus tard ?

➤ *Danger pour les artères*

Les aspects positifs des régimes *low carb* pour les artères (baisse de l'insuline et des triglycérides, élévation du bon cholestérol, meilleur équilibre glycémique) sont malheureusement contrés par deux éléments négatifs : l'élévation du cholestérol LDL ; la baisse de consommation en aliments protecteurs pour le cœur comme les fruits ou les légumes.

Le cholestérol LDL correspond au cholestérol qui, lorsqu'il s'élève à un trop haut niveau dans la circulation sanguine, encrasse progressivement les artères et favorise la survenue de l'infarctus du myocarde : c'est lui qu'on appelle le « mauvais » cholestérol. Or, dans l'étude de Gary Foster, le cholestérol LDL (le « mauvais » cholestérol, celui dont l'excès est dangereux pour le cœur) augmentait de façon significative après trois mois de régime *low carb*. De même, dans l'étude de William Yancy (voir page 145), 30 % des individus qui suivaient le régime Atkins voyaient leur cholestérol LDL s'élever de 10 %, voire, pour certains, de 25 %. Un des sujets de cette étude avait même ressenti des douleurs thoraciques malgré une perte de 16 kilos ; on avait alors diagnostiqué une maladie cardio-vasculaire que le sujet n'avait jamais manifestée avant le suivi du régime Atkins. Même si la relation de cause à effet avec les régimes *low carb* est difficile à prouver, il est tentant de rapprocher de cet épisode les accidents survenus à deux personnalités, Atkins lui-même d'une part, l'ancien président des États-Unis Bill Clinton de l'autre. Atkins est décédé dans une rue de New York au cours de l'hiver 2002 ; officiellement, sa mort serait due à une chute de sa hauteur, en glissant sur une plaque de verglas ; certains commentateurs ont néanmoins évoqué la survenue d'une crise cardiaque foudroyante, ou d'une mort subite par arrêt cardiaque. Pour sa part, Bill Clinton a dû subir un quadruple pontage coronarien au cours de l'été 2004. Même s'il est vrai qu'un président des États-Unis est soumis à un stress intense, facteur favorisant l'athérome coronarien, et que, de plus, Bill Clinton ne se ménageait pas au cours de sa « retraite », il convient quand même de souligner qu'il avait perdu de nombreux kilos dans les mois précédents en suivant le régime « South Beach », encore appelé régime Miami en France.

Quoi qu'il en soit, à ceux qui, malgré ces réserves, décideraient de démarrer un régime *low carb* extrême sur le modèle « Atkins », il est recommandé de réaliser auparavant un bilan cardiaque et de suivre régulièrement l'évolution de leur cholestérol LDL. En effet, les régimes *low carb* sont riches en acides gras saturés issus des viandes grasses, charcuteries ou produits laitiers gras consommés en grande quantité, et ces acides gras saturés tendent à augmenter le cholestérol LDL, dangereux pour le cœur.

Mais si les régimes *low carb* risquent de s'avérer délétères pour vos artères, ce n'est pas seulement en raison du cholestérol. C'est aussi, et peut-être surtout, par le déséquilibre alimentaire qu'ils génèrent.

➤ *Des carences dangereuses*

Pour ma part, la principale critique que j'opposerai aux régimes *low carb*, et notamment au régime « Atkins », concerne leur pauvreté en fruits et légumes. Dans la première phase de son régime, Atkins restreint les fruits et légumes à l'équivalent en volume de trois tasses par jour, soit environ 200 g. Et même dans les phases suivantes, son régime les limite encore et toujours à un niveau trop bas, bien loin de la consommation optimale pour la santé.

En effet, la recherche scientifique en nutrition a démontré, puis confirmé, qu'en consommant largement fruits et légumes, on réduit les risques de survenue de maladies cardiovasculaires de 30 %, de cancer de 20 % et même, semble-t-il, de démence sénile ou de maladie d'Alzheimer. C'est ainsi, par exemple, que les Crétois mangent traditionnellement 700 g de fruits et légumes par jour, soit deux fois plus qu'en Hollande ou aux États-Unis ; parallèlement, ils sont peu touchés par ces maladies et font preuve d'une remarquable longévité.

Il conviendrait donc, pour optimiser sa santé, de manger au moins deux fois plus de légumes que les portions limitées par Atkins, et de consommer des fruits plusieurs fois par jour. C'est impossible en suivant le régime Atkins. Et cet acharnement à limiter fruits et légumes est d'autant plus dommageable qu'une telle ségrégation explique en partie l'échec relatif des régimes *low carb* au-delà de six mois. En effet, les personnes qui, après avoir maigri, parviennent à conserver les bénéfices de leur perte de poids, sont avant tout celles qui consomment plus de légumes qu'avant ; les autres ont beaucoup plus de mal à ne pas reprendre les kilos perdus, même lorsque, par ailleurs, elles font très attention à leur nourriture. C'est ce que j'observe quotidiennement en consultation, c'est également ce qu'a constaté la chercheuse américaine Rena Wing lorsqu'elle a étudié les habitudes alimentaires et le devenir pondéral de milliers de personnes qui cherchaient à se stabiliser après avoir maigri. Lorsqu'on souhaite perdre du poids sur le long terme puis se stabiliser, il est beaucoup plus sûr et plus facile d'y parvenir en mangeant nettement plus de fruits et de légumes que ce que recommande Atkins.

➤ *La survenue progressive d'une fatigue*

Atkins insiste sur l'importance, dans sa méthode, de ne pas consommer plus de 20 g de glucides par jour dans la première phase de son régime, puis 60 g dans la phase de stabilisation, c'est-à-dire toute la vie. Exceptionnellement, les sportifs peuvent aller jusqu'à 90 g (voir page 143). Or les besoins de l'organisme s'élèvent à 100 g pour le cerveau, grand consommateur de glucose, et à 50 g pour les organes, sans compter les besoins musculaires variables selon l'effort à accomplir.

> Fort heureusement, lorsqu'on consomme peu de glucides, il existe des carburants de substitution, notamment la graisse de l'organisme, pour subvenir aux besoins du corps, mais l'organisme requiert quand même un minimum d'apport en glucides (ou hydrates de carbone) de 100 g par jour.

Cette valeur de 100 g de glucides résulte d'un consensus entre chercheurs, tel que l'ont présenté deux grands médecins et chercheurs en nutrition de l'Université de Philadelphie, Thomas Wadden et Albert Stunkard. En effet, lorsqu'on prolonge plusieurs mois un régime apportant moins de 100 g de glucides par jour, on risque progressivement de brûler les protéines de son propre corps, c'est-à-dire les constituants mêmes de nos cellules, d'où une fragilisation des organes, une fonte musculaire et une fatigue.

Par ailleurs, les glucides alimentaires sont bénéfiques pour l'intellect et pour le moral. Lorsqu'on consomme en début de journée des aliments riches en glucides lents, on améliore les performances mentales dans la matinée, la vitesse de réaction face à l'imprévu ainsi que les capacités de mémoire. Et lorsqu'on accueille des glucides lents à sa table du dîner, on s'endort généralement plus facilement et on améliore ses capacités nocturnes de mémoire logique (même au cours du sommeil, le cerveau continue à travailler). Les régimes *low carb* risquent donc de conduire à une baisse des performances intellectuelles. L'humeur n'est pas en reste puisque les régimes *low carb* extrêmes élèvent le risque de survenue de dépression parallèlement à la baisse dans le cerveau d'un neurotransmetteur, la sérotonine, qui joue un rôle clé dans la balance entre optimisme et pessimisme.

Enfin, une fois l'euphorie des premiers kilos perdus passée, l'absence totale de féculents, de fruits, de miel et de sucre, puis leur rationnement extrême, rend la table bien triste. Là se trouve probablement une des explications à l'échec, sur le long terme, du régime Atkins.

➤ *Des petits ennuis qui gâchent parfois la vie*

L'étude menée par William Yancy et publiée en mai 2004 dans le journal américain *Annals of Internal Medicine* a eu comme premier intérêt de confirmer l'efficacité à court terme des régimes *low carb* sur le poids. Mais elle en a eu un second, au moins aussi important : celui de s'attacher aux effets secondaires de ce régime, en demandant aux participants de signaler les tracas, petits ou grands, qui avaient émaillé leur parcours amaigrissant. Or, malgré la satisfaction d'avoir perdu du poids, les personnes qui suivaient le régime Atkins se plaignaient plus souvent que celles soumises à un régime avec des glucides. 68 % souffraient de constipation, probablement liée à la pauvreté en fruits et légumes, et, à l'inverse, 23 % de diarrhée, provoquée vraisemblablement par un excès de graisse. Les maux de tête en concernaient 60 %, et les crampes 35 %, sans doute par manque de magnésium. 25 % se sentaient très fatiguées – fatigue liée à la quasi-absence de glucides et au manque de fruits et légumes – et 13 % ont vu apparaître sur leur peau des éruptions bizarres.

➤ *Un excès en multivitamines*

Conscient des déséquilibres nutritionnels provoqués par les restrictions imposées par son régime, Atkins conseille à ses adeptes de consommer quotidiennement toute une panoplie de comprimés riches en vitamines ou en minéraux. Cette supplémentation n'a pourtant pas le même intérêt pour la santé qu'une consommation, plus naturelle, de fruits, légumes et féculents ; elle peut même, paradoxalement, s'avérer néfaste.

De nombreuses études scientifiques ont démontré qu'une alimentation équilibrée, riche notamment en fruits et légumes, réduit le risque de nombreuses maladies et allonge l'espérance de vie. De cette constatation est né le concept de comprimés vitaminés : les fruits et légumes étant riches en vitamines, il était effectivement tentant de penser que l'on parviendrait à reproduire les mêmes effets bénéfiques avec ces mêmes vitamines concentrées sous la forme de comprimés. Dans ce contexte, de nombreuses études scientifiques ont cherché à confirmer l'effet protecteur de tels comprimés, en comparant leur prise régulière à celle d'un placebo, inactif. Or les résultats ne furent pas à la hauteur des espérances : ces comprimés sont moins bénéfiques sur la santé qu'une nourriture saine et ils sont inutiles lorsque l'alimentation est par ailleurs équilibrée (comme l'a montré l'étude SUVIMAX). En effet, les aliments « naturels » ont de nombreux avantages sur les comprimés :

- ils renferment les divers vitamines et minéraux dans des proportions mieux équilibrées ; ainsi, par exemple, il existe dans la nature six formes différentes de vitamine E, complémentaires les unes avec les autres, alors que les comprimés de vitamine E n'en apportent qu'une seule ;
- la « structure » de l'aliment qui les contient optimise leur vitesse de diffusion dans l'organisme ;
- outre les vitamines et minéraux, les fruits et légumes sont sources de milliers de nutriments dénommés polyphénols ; à la différence des vitamines, ceux-ci ne sont pas indispensables à la vie, mais ils protègent puissamment nos cellules. Les polyphénols n'existent pas dans un tel équilibre dans les comprimés.

Pour ces diverses raisons, l'Association américaine du cœur, comme en France, le Programme national nutrition santé (PNNS) insistent sur l'intérêt de consommer des aliments naturels comme les fruits, les légumes et les féculents peu ou pas raffinés plutôt que des aliments supplémentés ou des comprimés de vitamines. Consommés en excès, certains suppléments vitaminiques sont même, paradoxalement, nuisibles ; il y a, par exemple, plus de cancers du poumon chez les fumeurs qui prennent des comprimés surdosés en bêta-carotène que chez ceux qui n'en prennent pas. L'excès s'avère également néfaste en ce qui concerne les vitamines C, E, A et certaines du groupe B. Enfin, publiée en 2004 dans la revue médicale de renom *The Lancet*, l'analyse globale des recherches dans le domaine a montré que, comparée à un placebo, la supplémentation prolongée (un an ou plus) en multivitamines à forte dose non seulement ne protège pas contre le cancer, mais en plus augmente le risque de mortalité, toutes causes confondues.

Pour sa part, Atkins propose une supplémentation en vitamines qui aboutit à un apport 5 à 15 fois excédentaire en vitamines C, E, B1, B2, B6, B9 et B12. Croyant bien faire, il n'est pas sûr pour autant qu'il améliore ainsi la forme et la santé de ses adeptes. Il est même probable que cet excès de multivitamines associé au manque de fruits et légumes soit plutôt néfaste pour l'organisme.

Régime Atkins et régimes *low carb* :
avantages et inconvénients

Avantages	**Inconvénients**
— Efficacité à court terme. — Baisse de l'insuline. — Baisse des triglycérides et élévation du cholestérol HDL, le « bon » cholestérol. — Équilibre des diabètes non insulino-dépendants. Ces bienfaits sont, cependant, accessibles sans se priver de glucides, mais en les choisissant bien.	— Perte de poids décevante après les six premiers mois. — Difficulté à se stabiliser, à moins de conserver à vie un régime monotone et très restrictif. — Élévation du cholestérol LDL, le « mauvais » cholestérol. — Carences dangereuses pour la santé. — Troubles du sommeil et de l'humeur. — Baisse des performances physiques et intellectuelles. — Constipation, maux de tête. — Excès, délétères pour la santé, en comprimés vitaminés.

Les dangers et les inconvénients du régime Atkins ainsi que son manque d'efficacité à long terme sont à l'origine de son déclin ces tout derniers mois. Aux États-Unis, ses adeptes sont devenus moitié moins nombreux, et les bénéfices de la compagnie Atkins Nutritionals ont chuté de 60 %. Une tendance identique se profile déjà en Grande-Bretagne, tendance précipitée par les mises en garde de l'Agence nationale anglaise de l'alimentation vis-à-vis des régimes dépourvus de glucides. Désormais, nos voisins anglo-saxons commencent à se rendre compte de la nécessité de conserver des glucides même lorsqu'on souhaite maigrir, et du rôle majeur de l'index glycémique des repas dans le contrôle du poids (voir page 164).

Pourquoi il faut éviter les régimes « monomaniaques »

Atkins n'a retenu des faits scientifiques qu'une seule notion (la consommation des glucides élève l'insuline dans l'organisme), ce qui l'a conduit à des positions extrêmes, sources de danger et responsables d'un manque d'efficacité. Or, pour maigrir de façon saine et durable, il convient de modifier certaines habitudes alimentaires, mais en douceur et de *façon globale*, en s'attachant à une cohérence avec l'ensemble des notions de nutrition issues de la recherche scientifique et sans négliger les diverses dimensions des repas comme la convivialité ou le plaisir à manger.

Point par point, voyons les principaux inconvénients des régimes monomaniaques tel celui d'Atkins.

➤ *Pain, féculents et fruits : ne pas s'en priver*

Atkins mène une guerre justifiée contre l'excès d'insuline, mais il se trompe d'ennemi lorsqu'il interdit tous les aliments riches en glucides sans prendre en compte leur diversité. Il peut être justifié d'exclure pain et féculents lorsqu'on a besoin de maigrir au plus vite. Mais ces absences se doivent de ne pas dépasser huit semaines, sous peine d'entraîner des compulsions alimentaires, par frustration, et une sensation de fatigue, par manque d'énergie. Surtout, l'absence de fruits porte préjudice aux plaisirs de la table comme à l'état de santé.

➤ *Exclure les produits laitiers ? une erreur de jugement*

Dans leur phobie des glucides, Atkins et les régimes *low carb* américains proscrivent le lait, les yaourts et le fromage blanc sous le prétexte de leur contenu en lactose, un glucide qui leur est spécifique. Outre le risque de carence en calcium qui s'ensuit, cette interdiction va à l'encontre du but même de ces régimes, à savoir une perte de poids conséquente. De même, il est préférable d'éviter les régimes excluant tout produit laitier, comme ceux proposés ces dernières années pour des raisons obscures et non fondées scientifiquement par certains médecins ostéopathes, naturopathes ou homéopathes : sauf dans certains cas (les rares vraies allergies aux produits laitiers), les produits laitiers contribuent à un bon équilibre alimentaire.

➤ *Aliments riches en protéines : faire preuve de discernement*

Les aliments riches en protéines augmentent le rassasiement et les dépenses d'énergie de l'organisme ; Atkins a raison d'en faire la promotion, car ils facilitent la perte de poids notamment dans sa phase rapide. Mais Atkins a le tort de ne pas différencier d'une part ceux dont la consommation régulière est bonne pour la santé, essentiellement les poissons, gras ou non, ainsi que les viandes ou volailles peu grasses, d'autre part ceux qu'il est souhaitable de modérer, notamment les viandes grasses et les fromages. En effet, ces derniers sont riches en acides gras saturés, qui sont néfastes pour le cœur et les artères et qui semblent élever les risques de certains cancers et de la maladie d'Alzheimer : il est préférable de s'écarter des régimes qui conseillent d'en manger de grandes quantités.

➤ *Les légumes : ne pas s'en priver*

Le régime Atkins contingente de façon absurde les légumes. Ce faisant, il prive ses adeptes d'une classe d'aliments idéale lorsqu'on souhaite maigrir et rester en bonne santé, puisque les légumes sont à la fois à basse densité calorique et à haute densité nutritionnelle. Cette restriction augmente les risques d'échec à long terme de ce régime et s'avère néfaste pour la santé.

> Pour votre forme et votre santé, fuyez les régimes qui restreignent la consommation de légumes.

➤ *Matières grasses : bien les choisir et modérer les quantités*

Le régime Atkins est gras, souvent très gras. Les premiers mois, ce handicap est compensé par la monotonie des repas (on se lasse de fromage sans pain ou de crème sans pâtes ni légumes) et par l'écœurement lié aux repas gras lorsqu'on n'était pas habitué à ce type d'alimentation. Ensuite, deux phénomènes cumulent leurs effets pour expliquer le ralentissement puis l'arrêt fréquent de la perte pondérale :

• L'organisme augmente sa production de lipase, un enzyme digestif qui facilite la digestion des graisses : l'écœurement disparaît, et on mange de plus en plus gras sans même s'en rendre compte.

• Inondé, ou presque, de lipides, l'organisme développe une insulino-résistance qui gêne progressivement la lipolyse, et donc la perte de poids (voir page 175).

Ainsi, au bout de quelques mois, on mange plus, et on brûle moins : une source d'échec à moyen comme à long terme.

Par ailleurs, la promotion des viandes grasses, du beurre et de la crème, au détriment des légumes et des fruits nuit au bon fonctionnement du cœur et des artères.

> Pour votre santé, privilégiez les huiles d'olive et de colza, et appréciez plus rarement le beurre ou la crème. Pour trouver, puis conserver la ligne, modérez les quantités de matières grasses, quelles qu'elles soient.

➤ *Assurer la stabilisation : impossible, ou presque, avec les régimes extrêmes*

Lorsqu'on prend connaissance des comportements favorisant la stabilisation (voir page 78), on comprend la déception qui survient à partir du sixième mois du régime Atkins, passé la perte initiale. En effet, avec ce régime :

- On ressent souvent une fatigue accrue. On aura alors moins le cœur à marcher ou à faire du sport. Or bouger plus souvent est aussi utile pour garder la ligne que pour rester en bonne santé.
- On consomme trop peu de légumes. On aura alors du mal à varier ses repas, on sera moins en forme et moins bien rassasié.
- On mange plus gras. Au début, ce handicap est compensé par la chute de l'insuline, mais, au bout de quelques mois, les désavantages de l'excès de matières grasses se font sentir.
- On diabolise les aliments riches en glucides. Cette attitude rigoriste conduit souvent aux pulsions alimentaires, source de reprise de poids.

La santé, la forme et la minceur durable reposent non pas sur l'exclusion d'un groupe entier d'aliments (par exemple, les glucides pour le régime Atkins). Pour réussir, il faut comprendre les effets globaux de la nourriture sur l'organisme ; c'est ce que nous permet la recherche scientifique.

Dans le chapitre qui suit, je vous propose de découvrir comment la recherche en nutrition a pu ces dernières années faire évoluer nos connaissances sur les glucides, c'est-à-dire les féculents et le pain, les fruits et les produits sucrés. Vous comprendrez ainsi pourquoi les conseils précis mais nuancés, sans anathèmes, sont les plus profitables pour perdre du poids puis rester mince tout en conservant forme et santé et en profitant des plaisirs de la table.

CHAPITRE 6

Il faut manger des glucides : pain et féculents, fruits et sucre

Présents notamment dans le pain et les féculents, les fruits et les produits sucrés, les glucides, également dénommés sucres, ont récemment fait l'objet de nombreux travaux scientifiques concernant leur rôle sur le poids et la santé ; prendre en compte les nouvelles notions qui en résultent améliorera considérablement l'efficacité de votre démarche si vous souhaitez perdre du poids.

À l'instar des lipides (ou graisses) et des protéines, les glucides sont des nutriments énergétiques :

- ils sont indispensables au bon fonctionnement du corps ;
- ils sont source d'énergie pour nos cellules ; de ce fait, lorsqu'on en mange trop ou qu'on les choisit mal ils peuvent provoquer un stockage d'énergie dans la graisse du corps et donc faire prendre du poids.

Depuis longtemps, on connaît bien le rôle des protéines (voir page 20) et des lipides (voir page 24) sur la régulation du poids ; parallèlement, règne un certain consensus dans le monde de la nutrition quant à la façon de les consommer lorsqu'on cherche à maigrir.

En revanche, la responsabilité des glucides dans la genèse de l'obésité est plus complexe à mettre en évidence, et leur place dans les régimes reste encore l'objet de controverses. Dans les années 1990, les recommandations « officielles » n'ont que peu concerné le choix des aliments riches en glucides, car on reliait alors l'excès de poids de façon trop exclusive à l'excès d'aliments gras ; les conseils se limitaient à « mangez moins gras ! ». À l'inverse, regroupés sous la dénomination *low carb*, de nombreux régimes amaigrissants basaient leur méthode sur l'éviction plus ou moins complète des glucides. Ces deux approches extrêmes, l'une qui autorise sans retenue ni distinction les glucides, l'autre qui les exclut plus ou moins totalement, conduisent l'une et l'autre à des effets délétères, tant pour la ligne que pour la santé.

Fort heureusement, la recherche scientifique a précisé récemment le rôle des glucides dans l'excès de poids. On peut à présent moduler avec pertinence les recommandations nutritionnelles, proposer une voie médiane où les aliments riches en glucides ne sont pas bannis, mais bien choisis. C'est ce que réalise la méthode que je vous propose dans ce livre. Si vous souhaitez comprendre le pourquoi de mes conseils pratiques, attardons-nous quelque peu sur les mécanismes physiologiques importants dans le déterminisme du poids. Outre les glucides, ces mécanismes mettent en jeu une cellule – l'adipocyte – et une hormone – l'insuline.

Les sucres rapides et les sucres lents

➤ *Où trouve-t-on les glucides ?*

Dans notre alimentation quotidienne, on trouve des glucides dans :

- le pain et les autres produits de panification (biscottes, petits pains suédois, pain azyme…) ;
- les féculents tels les pâtes, le riz, les pommes de terre ou les légumes secs ;
- de nombreux plats cuisinés ;

- les céréales du petit déjeuner et les biscuits ;
- le sucre, le miel, les boissons ou aliments sucrés ;
- les fruits ;
- les yaourts aromatisés ainsi que les autres produits lactés sucrés ;
- en quantités plus modestes, les légumes et les laitages « nature », non sucrés, comme le fromage blanc ou les yaourts nature.

➤ *L'effet des glucides est lié à leur vitesse d'assimilation*

Longtemps, on a cru que l'influence des aliments glucidiques sur le poids dépendrait essentiellement de leur teneur en glucides et aujourd'hui encore, de nombreux régimes se contentent de proscrire les plus riches d'entre eux comme le pain, les féculents et les aliments sucrés. En réalité, l'impact des aliments glucidiques sur la prise de poids ou à l'inverse sur l'amaigrissement dépend en grande partie de leur devenir biologique dans l'organisme, devenir que la recherche scientifique nous permet à présent de mieux appréhender. Les experts en nutrition attachent ainsi une importance grandissante à la vitesse avec laquelle ces aliments sont assimilés au cours des processus de la digestion. On passe ainsi d'une vision purement quantitative à une approche qualitative, plus dynamique et plus efficace car en accord avec la réalité biologique.

Le chercheur canadien David Jenkins fut l'un des premiers au cours des années 1980 à développer cette notion en comparant ce que deviennent dans le corps humain les glucides de nombreux aliments. Dans l'organisme, après que l'on a mangé des aliments riches en glucides, les processus de la digestion transforment ces glucides en glucose. Après avoir traversé la paroi de l'intestin, le glucose est distribué à l'ensemble des cellules du corps *via* la circulation sanguine ; la mesure du glucose dans le sang s'appelle la glycémie : c'est l'une des analyses sanguines que prescrit le médecin face, par exemple, à un problème de poids ou de diabète. Certaines cellules, comme celles du cerveau, des muscles ou des organes, utilisent ce glucose pour produire l'énergie indispensable à leur fonctionnement. D'autres comme les adipocytes de la graisse du corps – voir page 173 – stockent le glucose dans leurs réserves ; lorsque ces dernières deviennent excessives, on prend du poids.

➤ *L'index glycémique*

David Jenkins démontra que certains aliments font augmenter la glycémie de façon brutale et élevée ; les glucides de ces aliments rejoignent donc très rapidement la circulation sanguine. C'est pourquoi on caractérise ces aliments par les termes équivalents :

- aliments « à index glycémique élevé », car ils sont suivis d'une élévation élevée de la glycémie ;
- ou encore de « glucides rapides » (ou « sucres rapides »), car ils sont rapidement digérés.

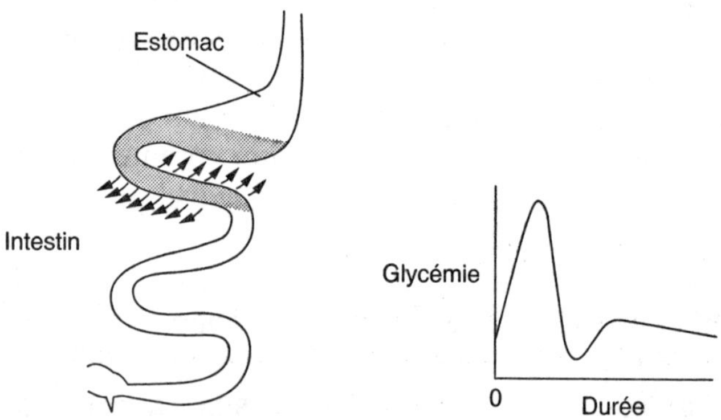

Digestion des glucides et évolution de la glycémie après consommation d'un aliment à index glycémique élevé.

• Au point 0 : consommation de l'aliment.

• Dans la première heure, la glycémie s'élève très vite et très haut, puis elle diminue rapidement.

D'après D.J.A. Jenkins et coll., *American Journal of Clinical Nutrition*, juillet 2002, p. 267S.

À l'inverse, d'autres aliments sont suivis d'une montée faible, douce, mais prolongée de la glycémie ; les glucides de ces aliments rejoignent la circulation sanguine lentement, mais plus durablement. On parle alors :

- d'aliments à « index glycémique bas », car ils sont suivis d'une faible montée de la glycémie ;
- ou de « glucides lents » (ou encore de « sucres lents »), car ils sont lentement digérés.

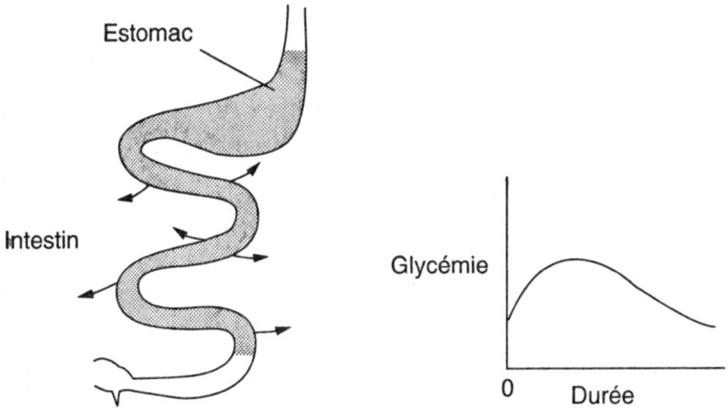

Digestion des glucides et évolution de la glycémie après consommation d'un aliment à index glycémique bas.

- Au point 0 : consommation de l'aliment.
- La montée de la glycémie est douce, mais durable, sur 3 à 4 heures.

D'après D.J.A. Jenkins et coll., *American Journal of Clinical Nutrition*, juillet 2002, p. 267S.

➤ *La charge glycémique*

Au vu des études scientifiques récentes, il apparaît que la façon de consommer les glucides est primordiale pour la ligne comme pour la santé. Plus que la quantité totale de glucides consommée, le problème posé par les glucides est lié à leur vitesse de digestion (définie par l'index glycémique) ainsi qu'à leur effet sur une hormone, l'insuline (voir page 174). Les chercheurs ont défini ainsi la notion de « charge glycémique » d'un repas, fonction à la fois de la teneur en glucides et de l'index glycémique des aliments qui le composent. Ainsi, la charge glycémique d'un repas (ou d'un aliment) sera d'autant plus élevée qu'il sera riche en glucides *et* que son index glycémique sera élevé. Une personne très active physiquement peut supporter des repas ayant une charge glycémique élevée : ces glucides seront utilisés par les muscles au cours de l'effort physique. En revanche, les personnes plus sédentaires, comme c'est le cas pour la grande majorité d'entre nous, ont intérêt à contrôler leur charge glycémique ; ce contrôle est d'autant plus impératif que l'on cherche à maigrir ou que l'on a tendance à prendre du poids[1].

Pour maîtriser sa consommation de glucides, deux approches sont envisageables.

• La première cherche à exclure presque totalement les aliments contenant des glucides : les pâtes, le riz, les pommes de terre et les autres féculents ; le pain ; les aliments sucrés et la plupart des produits laitiers ; les fruits et certains légumes. C'est ce que propose le régime Atkins et les régimes *low carb* (expression américaine signifiant « pauvre en glucides ») ; leur efficacité est réelle à court terme mais s'essouffle ensuite, et ils posent des problèmes pour la santé (voir pages chapitre 5).

• La seconde consiste à la fois à modérer la quantité d'aliments riches en glucides et, surtout, à bien choisir ces derniers. Ainsi, on parvient à bénéficier de l'efficacité des régimes *low carb* sans pâtir de leurs inconvénients ; c'est cette seconde approche plus saine et plus durable car mieux équilibrée et plus agréable que je vous conseille de suivre si vous souhaitez maigrir.

---

1. Une réflexion sur ce domaine (consommer des aliments riches en glucides, mais bien les sélectionner) a été menée pour la population française par l'Agence française de sécurité sanitaire des aliments (AFSSA). Cette agence a ainsi établi en octobre 2004 un « Rapport glucides et santé », reflet d'une préoccupation autour de la façon de choisir et de consommer les aliments riches en glucides.

Les sucres et la ligne

➤ *Glucides et poids : une étude sur cent ans*

Ces dernières années, nombreuses furent les études qui se sont attachées à découvrir les relations entre choix des glucides et prise de poids ; la plupart ont été réalisées par des équipes scientifiques américaines.

L'épidémie d'obésité : la responsabilité des sucres rapides

Lee Gross, chercheur à la prestigieuse Harvard Medical School, a publié en mai 2004 une étude qui met bien en évidence les relations entre l'évolution des habitudes alimentaires et la progression de l'obésité. Entre le début et le milieu du XXe siècle, la consommation de glucides a chuté aux États-Unis : en moyenne, elle est passée de 500 g par jour et par habitant en 1909 à 374 g en 1963. Parallèlement, les Américains n'ont pas maigri : leur poids a peu bougé, car cette baisse de l'apport en glucides était compensée par la baisse de l'activité physique et par l'augmentation de la consommation des matières grasses. À la fin des années 1970, on assista à une inversion de ces tendances : la consommation de glucides s'envola pour se retrouver, en 1997, à un niveau proche de celui de 1909, c'est-à-dire 500 g, mais avec une différence majeure quant à la qualité des aliments glucidiques : alors qu'en 1909 les Américains consommaient essentiellement des aliments riches en glucides lents, leur consommation portait en 1997 sur des aliments riches en glucides rapides, notamment boissons sucrées et aliments sucrés ou raffinés. Parallèlement, entre 1975 et 1997, on assista à une épidémie d'obésité qui conduisit deux tiers des Américains à devenir trop gros.

Bien choisir ses aliments d'origine céréalière apparaît donc primordial, plus important que se restreindre sur les quantités.

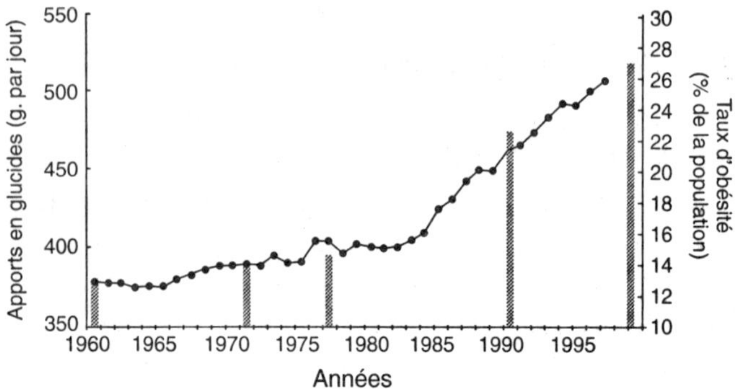

Augmentation de l'obésité (barres verticales) aux États-Unis entre 1960 et 1997, avec l'élévation de l'apport en glucides (•).

D'après L.S. Gross, *American Journal of Clinical Nutrition*, mai 2004, p. 776.

➤ *Glucides et métabolisme*

Nombreuses sont les autres études épidémiologiques (études scientifiques sur de vastes populations) qui ont elles aussi mis en parallèle la corpulence des individus avec leurs habitudes alimentaires ; leurs résultats vont dans le même sens : avec notre mode de vie sédentaire, un excès de glucides sous la forme d'aliments sucrés ou raffinés constitue l'une des causes importantes d'excès de poids.

Cette relation s'explique par les conséquences de ces aliments sur l'insuline (voir page 174) et sur la croissance des adipocytes, ces cellules remplies de graisse et responsables de l'excès de poids (voir page 173). Par ailleurs, les hydrates de carbone raffinés ont l'inconvénient d'être partiellement digérés par la salive, ce qui procure une saveur sucrée même lorsque l'aliment ne paraît pas, *a priori*, sucré ; ce phénomène stimule l'appétit du consommateur et créé un cercle vicieux : je mange des aliments sucrés et/ou raffinés, mon attirance pour eux augmente, j'en mange encore plus… et je grossis.

➤ *Les femmes et les glucides*

Une autre équipe de recherche, travaillant à la faculté de médecine de Harvard et dirigée par Walter Willet, a suivi la consommation alimentaire et l'évolution pondérale de 74 000 femmes volontaires âgées de 38 à 83 ans, et ce pendant douze années. Au bout de cette période, plus les femmes avaient consommé de glucides raffinés (pain, pâtes ou riz blanc ; biscuits et gâteaux ; produits de boulangerie sucrés ; pizza ; céréales du petit déjeuner habituelles), plus elles avaient pris de poids. La relation inverse d'observait avec les aliments complets comme le riz brun, le boulgour, le pain aux céréales, le couscous, les céréales du petit déjeuner au blé entier, pourtant eux aussi riches en glucides : plus les femmes les avaient consommés, plus elles restaient minces.

Les effets des sucres sur la santé

➤ *Les glucides et le diabète*

Sur la même population de femmes que celle sur laquelle elle avait étudié la prise de poids, l'équipe de chercheurs dirigée par Walter Willet a étudié les relations entre alimentation et survenue d'un diabète. Ni l'apport total en glucides ni celui en lipides n'avaient eu d'influence. En revanche, le choix des aliments riches en glucides intervenait de façon majeure : les femmes consommant plus d'aliments à index glycémique élevé, c'est-à-dire riches en sucres rapides, avaient 40 % de risques supplémentaires de devenir diabétiques par rapport à celles qui consommaient une alimentation à index glycémique faible, c'est-à-dire dont les glucides étaient surtout des sucres lents.

Une relation voisine s'observait chez les hommes : le risque de diabète y est multiplié par deux pour ceux qui consommaient beaucoup d'aliments raffinés et peu de fibres. Globalement, d'après l'ensemble des études, les aliments les plus susceptibles de favoriser la survenue d'un diabète sont les boissons sucrées, gazeuses ou non ; les frites et les chips ; le pain et le riz blancs. Les yogourts, les fruits et les légumes ainsi que les aliments céréaliers complets ont, à l'inverse, un effet protecteur.

> Choisir des glucides lents plutôt que des glucides rapides participe donc à la prévention du diabète.

Pour les personnes déjà diabétiques, les mêmes recommandations s'appliquent, puisque ce choix améliore nettement l'équilibre du diabète et permet souvent de réduire, voire d'arrêter les traitements antidiabétiques.

Les chercheurs ont mesuré l'index glycémique de chaque aliment et proposé ensuite des tables d'index glycémique des aliments, comme il existe des tables de calories. Pour vous éviter des listes fastidieuses et une pratique obsessionnelle de la nutrition, j'ai préféré dans l'encadré page 15 classer les aliments riches en glucides en deux familles, les lents et les rapides, afin de vous permettre de confectionner vos repas d'une façon à la fois plus simple et plus sereine qu'avec des tables alimentaires. Par ailleurs, la manière de cuisiner et de composer ses repas influence également leur aspect globalement « lent » ou « rapide », les repas lentement digérés étant les plus favorables pour la ligne (voir page 16).

➤ *Les glucides et les maladies cardio-vasculaires*

Après avoir démontré la responsabilité du choix des glucides dans la survenue de la surcharge pondérale et du diabète, l'équipe de Walter Willet, toujours elle, a mis en évidence la responsabilité de ce choix dans la survenue des maladies coronaires et de l'infarctus du myocarde :

> Le risque de maladies cardio-vasculaires est doublé lorsqu'on consomme une alimentation riche en sucres rapides.

Attention aux « protéines caramélisées »

Les chercheurs qui travaillent sur les causes du vieillissement cellulaire ont trouvé une nouvelle piste : la « caramélisation des protéines », formule imagée proposée par Inès Binglarrey-Aragon, chercheur à l'INRA de Paris-Grignon aux Journées de nutrition appliquées à la santé qui se sont déroulées à l'Institut Pasteur en janvier 2005.

De quoi s'agit-il ? Dans l'organisme, les protéines de nos cellules s'altèrent au contact du glucose lorsque la glycémie s'élève de façon exagérée ; elles deviennent alors à la fois inopérantes et (presque) indestructibles : elles ne sont plus évacuées par la cellule, où elles s'accumulent progressivement et gênent de plus en plus son fonctionnement. C'est le cas chez le diabétique, mais aussi lorsque l'alimentation est riche en sucres rapides. Il en résulte une accélération du vieillissement, et une élévation du risque de cataracte et de maladies cardio-vasculaires.

Ainsi, les protéines « se caramélisent » lorsqu'elles établissent des liens indésirables et néfastes avec le glucose sanguin en excès. Mais ce phénomène se déroule également à l'intérieur même de certains aliments. Les aliments les plus riches en protéines caramélisées sont ceux chauffés à très forte température, par exemple les viandes ou les poissons trop saisis ou le pain trop grillé ; ou encore certains aliments industriels subissant, à forte température, le processus industriel dit d'« extrusion » (céréales croustillantes ; chips et biscuits salés ; etc.). Comme le souligne Inès Binglarrey-Aragon, 10 % des protéines caramélisées présentes dans les aliments sont assimilés par l'organisme et présentent donc une toxicité potentielle pour les yeux et les artères.

Les mécanismes responsables de ce phénomène sont multiples :

- l'élévation du risque d'obésité et de diabète, eux-mêmes sources d'athérosclérose ; la hausse de l'insuline, qui tend à épaissir les artères ;

- la baisse du bon cholestérol, le cholestérol HDL, qui normalement protège les artères ;
- l'augmentation des facteurs sanguins responsables d'une hypercoagulation du sang, et donc de la formation de caillots.

Les glucides et la graisse : pourquoi on grossit

➤ *La graisse corporelle stocke notre énergie*

Pour fonctionner, notre corps a besoin d'énergie, tout comme une voiture, une maison ou une usine. Cette énergie, l'organisme se la procure à partir de celle qui est contenue dans les aliments (les calories représentent l'unité de mesure de l'énergie). Mais alors que nous mangeons trois ou quatre fois par jour, notre corps utilise de l'énergie vingt-quatre heures sur vint-quatre. Pour concilier la discontinuité de ces apports avec la permanence de ces besoins, il fallait un « réservoir » comparable au réservoir d'essence qui permet à une voiture de rouler plusieurs heures en ne s'approvisionnant à la pompe que tous les 500 ou 600 km. Ce rôle est dévolu principalement à la graisse corporelle : elle constitue la principale forme de stockage de carburant puisqu'elle renferme 95 % de nos réserves énergétiques.

Les variations de poids observées sur la balance sont essentiellement liées à des variations de graisse dans notre corps. La quantité de graisse corporelle résulte de la différence entre nos apports d'énergie (par les aliments) et nos dépenses d'énergie (nous brûlons chaque jour des centaines de calories). Lorsque nos apports alimentaires dépassent nos dépenses, notre corps stocke la différence, et notre poids augmente ; c'est ce qui arrive si nous nous mettons à manger plus que d'habitude, ou si nous bougeons (et donc dépensons) moins. En revanche, si nous mangeons moins de calories que nous n'en brûlons, notre corps, pour satisfaire ses besoins, puise dans ses réserves énergétiques, donc dans notre masse grasse, et nous maigrissons ; c'est pour cela que nous pouvons perdre des kilos en suivant un régime mais aussi en élevant nos dépenses d'énergie par la pratique régulière d'un sport. Lorsque l'équilibre s'instaure entre les apports caloriques alimentaires et les dépenses d'énergie du corps, autrement dit lorsque les dépenses sont égales aux apports, le poids reste stable.

La graisse corporelle est dénommée tissu adipeux par les médecins ; elle est constituée de milliards de cellules, les adipocytes.

C'est pourquoi, mieux connaître le fonctionnement des adipocytes est utile si l'on veut maigrir. De nombreux chercheurs conduisent des travaux scientifiques afin de mieux comprendre leur fonctionnement ; en améliorant leurs connaissances sur l'adipocyte, les industries pharmaceutiques espèrent mettre au point des médicaments efficaces pour maigrir, et les nutritionnistes trouver de nouvelles pistes pour conseiller leurs patients.

L'adipocyte, une petite cellule bourrée de graisse

L'adipocyte n'est pas une cellule inerte. En fonction de l'importance de ses réserves, elle peut augmenter jusqu'à 100 fois sont volume ! d'où les différences de poids parfois phénoménales entre les individus et, chez un même individu, entre deux périodes de sa vie. Ces variations sont avant tout fonction de notre comportement, notamment de l'alimentation et de l'activité physique. Mais elles sont également sous la dépendance des hormones et du métabolisme de chacun. Certaines hormones, comme les hormones thyroïdiennes ou l'adrénaline, l'hormone du stress, stimulent la combustion des graisses et la baisse des adipocytes, et donc la perte de poids.

Les hormones qui, comme l'insuline, favorisent le stockage, font grossir lorsque le corps en fabrique trop.

➤ *L'insuline incorpore l'énergie des aliments dans notre organisme*

Indispensable à la vie, l'insuline devient pourtant néfaste pour la santé comme pour la ligne lorsque l'organisme en fabrique trop. Sa modulation et son équilibre par un choix raisonné des glucides constituent donc un objectif majeur pour maigrir puis rester mince.

L'insuline est synthétisée par une glande digestive, le pancréas, située à proximité de l'estomac ; celui-ci se met en action principalement sous l'action de la prise de nourriture. Dans les minutes et jusque dans les 2-3 heures qui suivent un repas, l'organisme doit faire face à l'arrivée, au cours de la digestion, des nombreux nutriments contenus dans les aliments. Parmi eux, les protéines, les glucides et les lipides fournissent au corps de l'énergie, ainsi que des éléments indispensables au maintien de l'intégrité et au fonctionnement de chacune de nos cellules. Dans ces moments-là, l'insuline joue un rôle capital car elle rend possible l'incorporation dans nos cellules des protéines, des lipides et surtout des glucides. On comprend mieux alors le rôle indispensable de l'insuline ; sans elle, ces nutriments ne parviendraient pas, ou que partiellement, à être utilisés par notre organisme ; nos cellules ne pourraient plus être régénérées ni bien fonctionner, et elles manqueraient d'énergie ; progressivement, nous serions de plus en plus fatigués et notre santé s'altérerait.

C'est ce qui se passe au cours du diabète juvénile, maladie qui débute généralement dans les deux premières décennies de la vie, et se caractérise par un épuisement, d'origine inconnue, du pancréas ; celui-ci devient alors incapable de fabriquer cette fameuse insuline. On sait à présent traiter ce diabète par des injections régulières d'insuline synthétique qui se substituent au pancréas défaillant, mais auparavant, cette maladie était mortelle.

➤ *Pourquoi fabriquer trop d'insuline fait grossir*

En biologie humaine, la santé se trouve dans l'équilibre, dans *la* juste mesure sans tomber ni dans le trop ni dans le trop peu. Il en va de même pour l'insuline.

> L'insuline est indispensable à la vie, mais, à l'inverse, lorsque le pancréas en fabrique trop, l'excès d'insuline devient néfaste pour la santé et fait grossir.

En effet, l'excès d'insuline stimule l'entrée des lipides et des glucides alimentaires dans l'adipocyte, puis leur stockage : cet excès favorise donc ce que les scientifiques dénomment la lipogenèse, c'est-à-dire la transformation des calories alimentaires en graisse corporelle et donc la prise de poids. De plus, l'excès d'insuline empêche l'adipocyte d'exporter ses graisses vers les muscles pour qu'elles y soient brûlées : elle inhibe la « lipolyse » (les chercheurs appellent « lipolyse » le phénomène de combustion des graisses de l'adipocyte, prélude indispensable à la perte de poids).

> L'excès d'insuline conduit l'organisme à trop profiter des bonnes choses, et l'on prend du poids. De plus, cet excès empêche le corps d'utiliser et de brûler la graisse contenue dans les adipocytes, et l'on ne parvient pas à maigrir.

➤ *Pourquoi certaines personnes prennent-elles plus de poids que d'autres ?*

Pour rester mince comme pour perdre du poids, il est donc primordial de connaître les circonstances qui favorisent l'excès d'insuline.

Certaines personnes ont un pancréas trop réactif, et celui-ci synthétise alors plus d'insuline que d'autres individus pour un même repas. Les raisons en sont parfois purement « génétiques », les gènes en cause dans la synthèse d'insuline par le pancréas étant alors plus actifs que la normale : pour éviter de prendre du poids, ou pour maigrir si elles en ont besoin, ces personnes devraient être particulièrement attentives à leur hygiène de vie car, en cas d'excès alimentaire, leurs gènes les conduiraient plus facilement que d'autres individus à prendre du poids.

Plus fréquente que ces causes purement génétiques, la corpulence est un facteur qui influence grandement le niveau d'insuline de l'organisme. En effet, l'excès de poids favorise l'hyperstimulation du pancréas ; il en résulte alors un cercle vicieux : excès de poids ⇨ hyperstimulation du pancréas, augmentation de l'insuline ⇨ stimulation de la synthèse de graisse et inhibition de leur combustion ⇨ accentuation de l'excès de poids… Ce phénomène se manifeste surtout lorsque la surcharge pondérale concerne le haut du corps, le thorax et le ventre au-dessus du nombril : la bedaine, même lorsque le poids est proche de la normale, est un facteur fréquent d'excès d'insuline, tandis que la culotte de cheval – qui concerne le bas du corps – a nettement moins d'inconvénients sur ce point.

À côté de ces causes intrinsèques en rapport avec les gènes ou la corpulence, l'excès d'insuline est provoqué par le mode de vie, d'une part la sédentarité, d'autre part la façon de se nourrir ; sur ce dernier point, ce sont essentiellement les glucides qui sont en cause, soit par un mauvais choix, soit par de trop grandes quantités. À l'inverse, pour tempérer la sécrétion d'insuline par le pancréas, on peut soit exclure les aliments riches en glucides, soit bien les choisir. Cette seconde voie paraît plus sûre, plus saine (et plus agréable), comme l'ont montré, entre autres, les études du chercheur américain Walter Willet (voir page 169) ; c'est celle que je vous propose de suivre.

> Bien choisir ses glucides permet de bien réguler son insuline et donc de maîtriser sa prise de poids.

Sucres lents ou sucres rapides ? pourquoi il est si important de bien choisir

Les aliments contenant des glucides sont les plus puissants stimulants de la sécrétion d'insuline : c'est pour cette raison qu'Atkins les a bannis de son régime (voir chapitre 5). La réalité est plus nuancée : la sécrétion d'insuline est modulée certes par la quantité de glucides des repas, mais aussi, et surtout, par leur vitesse d'assimilation dans l'organisme, vitesse qui varie d'un aliment à l'autre. C'est cette vitesse d'assimilation qui distingue les glucides lents (ou sucres lents) des glucides rapides (ou sucres rapides).

Les aliments riches en sucres rapides sont rapidement digérés ; ils traversent vite la paroi intestinale pour rejoindre la circulation sanguine. Cet afflux brutal de glucides dans l'organisme stimule fortement le pancréas qui fabrique alors en grande quantité de l'insuline, dont le rôle est de faciliter le passage des glucides du sang vers nos cellules. Au niveau des muscles et des organes, les glucides serviront de carburant énergétique ; au niveau des adipocytes, ils seront stockés dans la graisse, d'où le risque de prise de poids. Les aliments stimulant fortement le pancréas sont généralement des aliments sucrés, raffinés ou transformés par l'industrie agroalimentaire.

À l'inverse, les aliments riches en sucres lents sont lentement digérés. Les glucides passent alors lentement dans le sang, et la réponse du pancréas est alors plus douce, ce qui est favorable pour la ligne comme pour la santé : c'est le cas des fruits, des légumes et de certains pains ou féculents.

Les glucides lents ont plusieurs avantages majeurs par rapport aux glucides rapides :

– Comme nous l'avons vu, leur consommation n'entraîne qu'une élévation douce et modérée de l'insuline dans l'organisme, alors que les glucides rapides l'augmentent nettement plus. L'insuline étant une hormone qui favorise le stockage de graisse dans l'organisme, moins elle augmente, plus on garde facilement la ligne.

– Les glucides lents calment mieux l'appétit parce qu'ils procurent à l'organisme une énergie durable (voir figure page 165) : vous resterez en forme et rassasié pendant une période de plusieurs heures, et vous ne ressentirez pas le besoin de grignoter pour lutter contre la fatigue ou la faim. À l'inverse, lorsque vous consommez des glucides rapides, la glycémie (ou taux de glucose dans le sang) monte en flèche la première heure (vous aurez alors du tonus, mais sur un temps bref), puis elle chute pendant les heures qui suivent jusqu'à un niveau plus bas que la normale (voir figure page 164). Cette chute de la glycémie est provoquée par l'action de l'insuline, car celle-ci fait entrer le glucose dans les cellules, et notamment dans les adipocytes. Le glucose est alors moins disponible pour le cerveau, alors même que ce dernier en a grand besoin comme source d'énergie ; c'est ce manque qui provoque une sensation de fatigue ou de tête vide et, souvent, une fringale puis des grignotages et une prise de poids.

Hypothalamus : un rôle majeur dans le contrôle du poids

Dans le cerveau on trouve une région dénommée « hypothalamus » constituée de plusieurs « noyaux », ou regroupements de neurones (les neurones sont les cellules nerveuses). Chacun de ces noyaux joue un rôle important dans la régulation de notre corps. Parmi eux, il en est un, dénommé noyau ventromédian de l'hypothalamus (VMH), qui joue un rôle primordial dans la régulation du poids et le contrôle de l'appétit. Il est soumis au rythme de la journée veille/sommeil et jour/nuit.

Au cours du repos, la nuit, le VMH maintient l'insuline basse ; aussi, même si vous mangez des féculents, voire un dessert sucré le soir, l'impact sur l'insuline sera en partie amorti par cette action du VMH. De plus, ce dernier favorise la libération d'autres

hormones, les catécholamines, qui, elles, favorisent la combustion des graisses.
À l'inverse, au petit matin, en début de période active, l'activité du VMH favorise la libération potentielle d'insuline. La consommation de glucides rapides conduit alors à une réponse forte d'insuline ; il en résulte une synthèse accrue de graisse (source de prise de poids) et une utilisation accélérée des glucides (source de sensation de faim en fin de matinée). Au cours du petit déjeuner et de la matinée, soyez donc particulièrement attentif au choix de vos aliments riches en glucides.

Pourquoi il faut manger des glucides pour maigrir

➤ *Qui a besoin de limiter ses aliments riches en glucides ?*

Si vous êtes et restez naturellement mince, vous avez intérêt à privilégier une cuisine faisant appel aux glucides lents, et à modérer les glucides rapides : votre santé en bénéficiera et, de plus, vous resterez mince plus facilement. En ce qui concerne les quantités, je vous conseille de suivre votre appétit, de vous en remettre à vos sensations de faim et de rassasiement : ainsi, vous adapterez naturellement la taille de vos repas aux besoins de votre corps. N'oubliez pas cependant de laisser une large place aux légumes, indispensables tant pour rester en bonne santé que pour garder la ligne.

En revanche, il vous sera utile de modérer les portions d'aliments riches en glucides dans certaines circonstances :

- si vous avez tendance à prendre du poids ;
- si vous avez besoin de perdre du poids, notamment lorsque vous souhaitez perdre rapidement les premiers kilos ;
- si vous avez du mal à vous stabiliser après avoir maigri ;
- si vous avez un excès de poids « androïde » (voir page 128), c'est-à-dire qui touche le haut du corps – le

ventre au-dessus du nombril et le thorax ; en effet, dans ce cas, le pancréas est déréglé et devient trop réactif à l'apport alimentaire en glucides : il fabrique trop d'insuline, et le fait de réduire nettement votre apport en glucides, sucres rapides surtout mais également glucides lents, vous permettra de le mettre au repos ;

– si vous souffrez d'un diabète de type II (ce diabète est également dénommé diabète de la maturité, diabète gras ou diabète non insulinodépendant, car il ne se soigne pas par des piqûres d'insuline, à la différence du diabète de type I) ;
– si vous abordez une période critique au cours de laquelle vous risquez de prendre du poids : arrêt du tabac ; travail de nuit ; ménopause ; stress professionnel intense ; arrêt du sport ; soucis affectifs, etc. Attention, sauf avis médical, la grossesse n'est pas une bonne période pour réduire son apport en glucides, car ceux-ci sont indispensables pour le métabolisme du fœtus.

➤ *Quelle est la quantité de glucides dont on a besoin ?*

Atkins et la plupart des régimes *low carb* (dépourvus ou presque de glucides) proposent de bannir presque totalement les aliments sucrés, mais également le pain, les féculents et même les fruits (tout du moins dans la phase initiale). Il en résulte un apport très faible en glucides (moins de 20 g par jour), d'où deux inconvénients majeurs : des difficultés à suivre un tel régime sur le long terme, par manque de diversité ; une fatigue, voire un danger pour la santé, car l'organisme requiert, pour fonctionner au mieux, un apport alimentaire en glucides au moins égal à 100 g par jour (voir page 151).

C'est pourquoi, si vous souhaitez maigrir, je vous conseille avec ma méthode de consommer quotidiennement au moins cette quantité de 100 g de glucides. 100 g de glucides, cela correspond, par exemple, à 200 g de pâtes ou de riz (pesés après cuisson) et deux-trois fruits. Si vos repas vous apportent chaque jour 100 g de glucides, ou légèrement plus, votre organisme fonctionnera normalement, tout en fabriquant très peu d'insuline (tout du moins si vous choisissez des glucides lents). Vous serez en forme et resterez en bonne santé si, par ailleurs, vous mangez suffisamment de viande et de poisson, de légumes et de laitages, sans oublier un peu d'huile ou de beurre ou de crème. Nous avons vu dans les chapitres précédents comment composer vos repas dans cet objectif pour maigrir à bonne allure, plus sainement, plus longtemps, voire souvent plus rapidement qu'avec les régimes qui excluent totalement les glucides.

> La consommation d'une petite quantité de glucides facilite la combustion des graisses et vous aidera à maigrir.

Pour comprendre pourquoi une petite quantité de glucides facilite la perte de poids, il faut aborder quelques notions de biochimie. Pour que vos cellules puissent brûler la graisse du corps, elles doivent d'abord scinder les « acides gras » qui composent la graisse en petites particules dénommées « acétyl CoA » ; puis, pour brûler cet acétyl CoA, elles ont besoin de la présence d'un « starter » dénommé « oxalo-acétate », oxalo-acétate qui, lui, ne peut être issu que des glucides. Si l'organisme n'avait plus de glucides à sa disposition, il ne pourrait donc plus brûler les graisses. Comme l'avaient déjà pressenti les premiers physiologistes, les « graisses brûlent au feu des sucres ».

Dans certains cas, pour des raisons surtout médicales mais aussi parfois personnelles, on a besoin de perdre très rapidement les premiers kilos. Il est alors possible de suivre un régime[1] à base de vrais aliments, sans pain ni féculents (mais avec des fruits, donc avec un peu de glucides quand même)

---

1. Pour en savoir plus, lire : Jacques Fricker, *Maigrir vite et bien*, Odile Jacob, Paris, 2002.

durant 4 à 8 semaines. Si vous êtes un peu moins pressé, mais que vous souhaitez perdre des kilos durablement, et surtout acquérir des habitudes qui vous serviront ensuite pour stabiliser votre nouveau poids, conservez un apport quotidien en glucides égal ou légèrement supérieur à 100 g : vous perdrez vos kilos assez vite (environ 3 à 5 kg par mois), de façon saine et confortable. Cette démarche, que je vous propose dans cet ouvrage, ne bannit pas les aliments riches en glucides, mais elle en optimise la consommation au bénéfice de votre ligne et de votre santé.

CHAPITRE 7

Comment faire ses courses, comment cuisiner

Savoir bien manger pour maigrir puis rester mince et en bonne santé, c'est avoir chez soi les aliments qu'il faut, et c'est donc faire correctement ses courses. C'est ensuite organiser sa cuisine et confectionner ses repas de manière à en tirer le meilleur parti pour la ligne et la santé, mais également pour les plaisirs de la table.

Commencez par établir à l'avance une liste de courses, en pensant aux divers repas de la semaine, afin, d'une part de ne pas vous trouver démuni en aliments indispensables comme les fruits et les légumes, la viande ou le poisson, d'autre part de ne pas passer trop de temps au rayon des aliments « à risque » comme les biscuits salés ou les sodas.

Prévoyez des « secours » ; achetez des produits frais mais également des aliments en conserve ou surgelés, afin de ne pas être à court de légumes, de viande ou de poisson.

Faites vos courses dans les heures qui suivent un repas et non pas à jeun : vous réduirez les risques d'avoir « les yeux plus gros que le ventre » et vous achèterez moins d'aliments très caloriques. Vous ferez ainsi les courses d'une manière à la fois efficace et relax.

Évitez de faire vos courses au supermarché avec vos enfants : vous vous sentirez plus détendu et vous ne serez pas sollicité à acheter les produits dont ils raffolent (gâteaux, chocolats, glaces).

Certains aliments sont « prioritaires », car ce sont les plus bénéfiques à votre ligne, votre bien-être et votre santé : vous avez intérêt à les consommer quotidiennement. Ce sont donc eux qui devraient prendre la plus grande place dans votre Caddy ou votre panier.

Ce sont :

- les légumes et les fruits ;
- les aliments riches en protéines : viandes et volailles, poissons et fruits de mer, les œufs ;
- les féculents et le pain ;
- les huiles d'olive et de colza ;
- les produits laitiers ;
- les épices et les herbes, source de saveurs diversifiées ;
- les boissons, dont le choix est primodial.

D'autres aliments ne sont indispensables ni pour maigrir ni pour garder la santé. Mais ils font partie de notre richesse gastronomique.

Ce sont :

- la charcuterie ;
- le fromage ;
- le sucre et les édulcorants, le miel et la confiture ;
- les fruits secs et le chocolat ;
- les biscuits, viennoiseries et pâtisseries.

Au cours de votre perte de poids, restez vigilant sur la consommation de ces aliments non prioritaires. Ensuite, lorsque vous aurez atteint le stade de la stabilisation, appréciez-les plus souvent, mais n'oubliez pas les aliments prioritaires : pour votre bien-être et votre santé, ces derniers doivent constituer la base de vos courses.

Les légumes

Indispensables. Prévoyez, pour votre propre consommation, au moins 200 g de légumes par repas. Nous avons déjà vu la liste dans le chapitre premier, mais, étant donné leur rôle et leur nombre, un petit rappel de leur diversité ne sera sans doute pas inutile.

La grande famille des légumes

Les légumes racines	Carotte, navet, céleri rave, radis, salsifi, topinambour, betterave, oignon, poireau.
Les légumes fruits	Tomate, poivron, aubergine, concombre, courgette, potiron, potimarron.
Les légumes tiges	Cardon, céleri branche, fenouil.
Les légumes feuilles	Endive, mâche, laitue, chicorée, batavia, scarole, frisée, romaine, lolla rossa, petites salades, épinards, oseille, cresson, bette.
Les choux	Chou-fleur, brocoli, chou rouge, chou blanc, chou vert, chou frisé, chou de Bruxelles.
Les légumes pousses	Asperges.
Les légumes gousses	Haricot vert, haricot beurre, pois gourmand.
Les cœurs de plante	Artichaut, cœur de palmier.
Les légumes germés	Germes de soja.
Les champignons	Champignons de Paris, cèpes, girolles, coulemelles, chanterelles, etc.

➤ *Les légumes frais*

À ranger dans le bac à légumes du réfrigérateur pour prolonger leur durée de conservation et sauvegarder leur contenu en vitamines.

Les plus fragiles, et donc à consommer dans les quatre-cinq jours qui suivent leur achat : les légumes à feuilles comme les salades vertes, les épinards et les choux (chou-fleur, brocoli, etc.).

Plus résistants, et pouvant donc être consommés dans les dix jours : les légumes dont la peau offre une plus grande protection (concombres, tomates, courgettes, aubergines, poivrons, etc.) et les racines (carottes, navets, betteraves, radis, etc.).

➤ *Les légumes en conserve ou surgelés*

À avoir en réserve pour les jours où vous ne disposez pas de légumes frais ou pas de temps pour les préparer. Même s'ils sont souvent moins savoureux que les légumes frais, leur intérêt pour la santé et pour la ligne est proche et ils sont tellement pratiques : leur consommation est nettement préférable à un repas sans légumes du tout.

À choisir « au naturel », en évitant les préparations cuisinées ou celles avec adjonction de matières grasses : vérifiez sur l'étiquette la liste des ingrédients. Non seulement ils sont meilleur marché, mais, surtout, vous pourrez mieux en maîtriser la préparation en choisissant les matières grasses les plus saines et les plus goûteuses, en y ajoutant herbes ou épices parfumées. Vous donnerez ainsi à vos plats une touche plus personnelle et originale.

N'hésitez pas également à mélanger légumes frais et conserves ou surgelés, comme, par exemple :

- salade composée avec tomates fraîches et haricots verts en conserve ;
- ratatouille comprenant courgettes et oignons frais, avec des dés d'aubergine et de poivrons surgelés.

➤ *Légumes : jouez les mélanges*

Tout le monde connaît la ratatouille ou le pot-au-feu. Vous aussi, jouez les mariages de saveurs et de textures pour tirer le meilleur parti des légumes, pour la ligne comme pour le goût.

• Certains légumes sont un peu plus riches en glucides que les autres :

- les carottes,
- les betteraves, les salsifis, les topinambours,
- le potiron, le potimarron,
- l'oseille,
- les choux de Bruxelles,
- les haricots beurre, les pois gourmands,
- les artichauts, les cœurs de palmier.

Pendant la période où vous cherchez à maigrir, consommez-les plus rarement que les autres ou, mieux encore, mélangez-les avec un légume moins riche. Par exemple :

- salade composée avec des carottes rapées, mais aussi des tomates et/ou quelques feuilles de laitue,
- des betteraves en salade avec des endives,
- des cœurs de palmier avec des tomates,
- un potage, ou un pot-au-feu avec des carottes mais aussi des poireaux et des navets.

➤ *Comment cuisiner les légumes*

Il existe de multiples façons de cuisiner les légumes avec peu de matières grasses.

Les légumes cuits au four

• Cette technique de cuisson s'adresse surtout aux légumes naturellement riches en eau : tomates (45 min. th.7), aubergines (35 min. th.7), courgettes (35 min. th.7), champignons (25 min. th.7).

• Faire préchauffer le four. Enfourner ensuite les légumes préalablement assaisonnés et disposés dans un plat allant au four. Laisser cuire le temps nécessaire.
• Nos suggestions :
  – tomates à la provençale ;
  – aubergines farcies ;
  – endives au jambon ;
  – poivrons et/ou courgettes grillés (à consommer chaud ou en salade) ;
  – caviar d'aubergine : faire cuire les aubergines entières et piquées à la fourchette pendant environ 45 mn dans un four chaud, puis mixer la chair et la mélanger avec de l'ail, un bouquet de coriandre fraîche et du jus de citron, saler et poivrer ;
  – courgettes à la provençale : disposer dans une cocotte allant au four des courgettes en rondelles avec des dés de tomate, un oignon en rondelles et une pointe d'ail écrasée, sel et poivre. Couvrir et laisser cuire environ 30 min. th.6 ;
  – brochette de légumes.

Les légumes cuits à l'eau (à l'anglaise)

• Faire bouillir un grand volume d'eau salée. Plonger les légumes et laisser frémir le temps nécessaire (préférez les légumes « al dente », légèrement croquants, afin de préserver au mieux leurs vitamines et leurs minéraux).
• Accompagner d'un filet d'huile d'olive, d'une noix de beurre cru ou d'une cuillère à soupe de crème fraîche.
• Tous les légumes peuvent être cuits de cette manière. N'hésitez pas à utiliser des légumes surgelés lorsque vous avez peu de temps, même si les légumes frais sont souvent plus savoureux.
• Cette technique permet aussi la réalisation de potages maison.

Les légumes cuits à la vapeur

• Disposer les légumes dans un compartiment placé au-dessus d'un récipient d'eau (les cocottes spéciales cuisson vapeur sont

très pratiques) et laisser cuire (l'eau doit bouillir) le temps nécessaire.
• Tous les légumes peuvent être cuits avec cette technique.
• Si vous utilisez un autocuiseur, vous réduirez le temps de cuisson des légumes.
• Vous pouvez aussi faire cuire vos légumes entre deux assiettes déposées sur une casserole d'eau bouillante.

Les légumes cuits à l'étouffée

• Cette technique de cuisson s'adresse surtout aux légumes naturellement riches en eau (tomates, aubergines, courgettes, salades, endives, épinards, champignons). Ceux-ci cuisent alors dans leur eau de constitution, dans un récipient clos (cocotte, autocuiseur, casserole à revêtement antiadhésif et recouverte d'un couvercle).
• Disposer les légumes dans l'ustensile de cuisson. Assaisonner (sel, poivre, épices, herbes aromatiques), bien couvrir et laisser cuire sur feux très doux en tournant de temps en temps.
• Nos suggestions :
  – salade cuite ;
  – épinards au curry ;
  – tomates au cerfeuil ;
  – aubergines à la coriandre ;
  – piperade basquaise ;
  – ratatouille.

Les légumes cuits au micro-ondes

Ce mode de cuisson donne de moins bons résultats lors de la cuisson des légumes.

Les fruits

À choisir de préférence frais, parmi les fruits proposés page 30.

Si vous en avez le temps, c'est habituellement au marché que vous trouverez les fruits les plus savoureux.

Consommez en priorité les fruits fragiles qui mûrissent vite : fraises, framboises, cerises, bananes, pêches, nectarines, etc. D'autres fruits sont plus résistants : pommes, oranges, kiwis, pamplemousses, poires, rhubarbe, raisin, clémentines, etc. Ils seront utiles pour faire la soudure avec le marché suivant.

Si vous en avez la possibilité, essayez de prévoir deux pleins de fruits par semaine : ainsi vous profiterez pleinement de leurs saveurs et de leurs valeurs nutritionnelles. Placez une partie de vos fruits au réfrigérateur (sauf les bananes et les mangues qui supportent mal le froid), pour allonger leur durée de conservation, mais laissez-en toujours quelques-uns à température ambiante : ils seront plus savoureux que si vous les mangez trop froids.

Les poissons

➤ *Comment choisir les poissons*

Mangez du poisson au moins deux fois par semaine, il est particulièrement bénéfique pour la santé comme pour la ligne. Selon vos goûts et l'aspect pratique, alternez poissons frais, surgelés ou en conserve.

• La plupart des poissons « blancs » sont peu gras, mais profitez également des poissons naturellement gras : ils permettent de varier les saveurs et, surtout, leurs graisses ont un tel intérêt pour la santé qu'il serait dommage de vous en priver. N'oubliez pas non plus les fruits de mer. Consommez plus rarement les préparations faisant appel à des matières grasses extrinsèques comme les poissons panés, les conserves à l'huile ou les plats cuisinés tout prêts.

Le tableau ci-dessous vous permettra de vous y retrouver.

Poissons maigres à privilégier	**Poissons naturellement gras à privilégier**	**À éviter ou à consommer plus rarement**
Bar (loup)	Anguille	
Baudroie	Anchois frais	Anchois à l'huile (conserve)
Brochet	Anchois au naturel (conserve)	
Cabillaud	Espadon	
Carrelet	Flétan	
Colin	Hareng frais ou fumé	
Daurade	Rollmops au vinaigre	Rollmops à la crème
Éperlan	Maquereau frais ou fumé	
Haddock fumé	Maquereau au vin blanc (conserve)	
Lieu	Rouget	
Limande	Roussette	
Lotte	Sardine fraîche	Sardine à l'huile
Merlan	Saumon frais ou fumé	
Merlu	Thon frais	Thon à l'huile (conserve)
Morue	Thon au naturel (conserve)	
Perche	Truite	
Raie	Turbot	
Rascasse	Caviar, œufs de lompe, œufs de poisson	
Sole		Poisson pané, poisson frit
Surimi		Croquettes de poisson

➤ *Comment cuisiner les poissons*

Au four

• Assaisonner le poisson (sel, poivre, épices), et l'enfourner sur une grande plaque dans un four préchauffé.
• Nos suggestions :
- saumon entier au curry ;
- dos de cabillaud et oignons confits.

Au micro-ondes

• Déposer le poisson sur une assiette. Assaisonner (sel, poivre, herbes, épices) et cuire au micro-ondes avec un couvercle.
• Notre suggestion :
- filet de flétan à l'aneth.

Dans un bouillon

• Préparer un court-bouillon. Plonger le poisson dans le liquide frémissant et laisser cuire.
• Nos suggestions :
- cabillaud au court-bouillon ;
- noix de Saint-Jacques à l'orange ;
- filet de sole sauce blanche.

Au lait

Faire bouillir le lait. Ajouter le poisson et laisser cuire.
- Filet de morue au lait.

À la vapeur

• Voir description de la technique page 188.
• Nos suggestions :
- sole aux petits légumes ;
- choucroute au saumon.

À la poêle ou à la cocotte antiadhésive

• Faire chauffer la poêle. Puis faire griller le poisson, et assaisonner.
• Nos suggestions :
 – saumon grillé à l'unilatérale ;
 – filet de flétan aux légumes.

Viandes et volailles

➤ *Comment choisir la viande*

Alternez volailles (poulet, dinde), viande rouge (bœuf) et viandes blanches (veau, porc), en privilégiant les morceaux les moins gras (voir tableau).

Achetez des viandes « à la coupe » pour les trois premiers jours qui suivront vos courses : consommez-les après les poissons, plus fragiles. Ensuite, prévoyez des produits « sous barquette » conservés sous atmosphère contrôlée ; regardez bien les dates de péremption qui varient d'un produit à l'autre, afin de ne pas vous trouver « en rupture » avant la fin de la semaine. En dépannage, gardez toujours des conserves (par exemple, du thon en boîte, des miettes de crabe ou de saumon en boîte), ainsi que des viandes et poissons surgelés.

	Morceaux peu gras à privilégier	**Morceaux plus gras à consommer plus rarement**
Abats	Cœur, foie, rognons.	Langue de bœuf, cervelle.
Agneau		Côtelette, gigot, épaule
Bœuf	Bifteck, faux-filet, rosbif, steak haché à 5 % de matière grasse.	Entrecôte, bourguignon, pot-au-feu, steak haché à 15 ou 20 % de matière grasse.

Charcuterie	Jambon cuit (sans le gras), bacon.	Les autres charcuteries (andouille, boudin, pâté, saucisson, jambon cru, etc.).
Cheval	Tous morceaux.	
Gibier	Chevreuil, sanglier.	
Lapin	Tous morceaux.	
Porc	Filet maigre.	Côtelette, rôti, travers, échine.
Veau	Côte, escalope, filet rôti.	Rôti.
Volailles	Dinde, poulet, pintade.	Canard, faisan, oie, pigeon, poule.

➤ *Comment cuisiner viandes et volailles*

Au four

• Choisir un morceau à rôtir. Disposer dans un plat avec des aromates (épices, herbes, oignons) et des légumes (carottes, chou, etc.). Enfourner dans un four préchauffé.
• Nos suggestions :
  – rôti de bœuf ;
  – gigot d'agneau à l'ail ;
  – poulet rôti aux herbes ;
  – blancs de poulet tandoori.

Au micro-ondes

• Cuire les légumes dans une cocotte à couvert avec un peu d'eau. Faire dorer la viande (si plat à brunir), puis la mettre dans un plat avec aromates (ail, épices, herbes) et cuire à couvert.

• Nos suggestions :
  – brochettes de porc au gingembre ;
  – pintade au chou ;
  – papillote de lapin aux poivrons.

Dans un bouillon

• Confectionner un bouillon de viande. Faire revenir la viande dans la cocotte, puis ajouter les légumes, les aromates et le bouillon.
• Nos suggestions :
  – bœuf braisé à la provençale ;
  – pot-au-feu ;
  – blanquette de veau ;
  – couscous ;
  – agneau au curcuma ;
  – porc au chou ;
  – filet de porc au citron ;
  – poulet aux champignons ;
  – poulet aux deux poivrons ;
  – cuisses de pintade au poivre vert ;
  – lapin en cocotte.

Au lait

• Amener le lait à ébullition, puis ajouter la viande et laisser cuire.
• Nos suggestions :
  – rôti de veau au lait et à l'ail ;
  – Longe de porc au lait.

À la vapeur

• Voir description de la technique page 188.
• Nos suggestions :
  – veau au fenouil ;
  – poulet au citron.

À la poêle ou à la cocotte antiadhésive

• Faire revenir l'aliment dans une poêle bien chaude. Commencer par l'oignon (si inclus dans la recette), puis ajouter la viande, les aromates, les légumes.
• Nos suggestions :
 – escalope de dinde au romarin ;
 – lapin à la moutarde ;
 – filet de porc mariné aux fruits exotiques ;
 – sauté de veau basquaise ;
 – chili con carne.

Les œufs

Deux œufs équivalent à 100 g de viande ou de poisson.

Comment cuire les œufs

Comment s'y prendre	**Idées de recettes**
Au four	
Déposer les œufs dans un ramequin. Assaisonner, et enfourner dans un four préchauffé.	• Œufs cocotte à la ciboulette.
Au micro-ondes	
Déposer le contenu des œufs dans un ramequin. Assaisonner, et cuire quelques minutes (surveiller la cuisson).	• Œufs cocotte au jambon. (une tranche de jambon pour trois œufs).
À l'eau	
Faire bouillir de l'eau avec du vinaigre. Plonger les œufs avec leur coquille (œufs durs ou à la coque) ou sans leur coquille (œufs mollets).	• Œufs mollets. • Œufs durs farcis.

À la vapeur	
Déposer les œufs sur une assiette. Assaisonner. Puis couvrir avec une autre assiette et faire cuire sur une casserole remplie d'eau frémissante.	• Œufs sur le plat (cuits entre deux assiettes).
À la poêle ou à la cocotte antiadhésive	
Bien faire chauffer la poêle. Ajouter alors les œufs, et, en fonction de la recette, les légumes ou autre accompagnement. Assaisonner.	• Œufs brouillés aux 4 épices. • Brouillade aux crevettes. • Omelette à la tomate.

Les féculents

Les féculents

Les féculents d'origine céréalière	Pâtes, riz, semoule, graines de couscous, blé entier (par exemple de l'Ébly), blé concassé (boulgour ou pilpil).
Les légumes secs	Lentilles, pois chiches, pois cassés, haricots blancs, haricots rouges, flageolets.
Les autres féculents	Pommes de terre, maïs, petits pois.

Les légumes secs, le blé concassé (le boulgour), les pâtes et le riz complet sont particulièrement intéressants car riches en glucides lents, fibres et vitamines.

Pâtes et riz à cuisson rapide : des progrès technologiques source d'inconvénients nutritionnels

Pour nous aider à cuisiner plus vite, l'industrie agroalimentaire a mis au point des pâtes et du riz à cuisson rapide – 2 à 3 minutes au lieu des 8 à 15 habituelles. Ces produits ont le vent en poupe, puisque leur vente a plus que doublé ces dix dernières années. Revers de la médaille, le processus technologique de fabrication perturbe l'architecture des glucides qui s'éloignent alors de la famille des glucides lents pour se rapprocher de celle des sucres rapides. Pour votre santé et votre ligne, mieux vaut donc rester fidèle aux formes traditionnelles du riz et des pâtes.

Le pain

Achetez votre pain chez votre boulanger, en choisissant un pain dense, ferme et tassé : nécessitant une mastication lente, ces pains sont sources de glucides lents. Ce sont notamment :

– les pains aux céréales, de seigle, complet, intégral ;
– les baguettes à l'ancienne, le pain au levain.

Un conseil pratique pour ceux qui ne font leurs courses qu'une ou deux fois par semaine : ces pains se congèlent généralement assez bien. À sortir du congélateur plusieurs heures avant leur consommation.

Évitez les biscottes, les pains croustillants (pain suédois) et le pain de mie : ce sont plutôt des glucides rapides, moins favorables pour la ligne. Pour la même raison, évitez aussi les baguettes banales, ainsi que les pains complets dont la mie est trop levée et trop aérée.

Mis à part certains pains de seigle noir d'origine nordique tels que le Pumpernickel, le Vollkornbrot ou le Schwartzbrot, les pains industriels (pain de mie blanc ou pain de mie complet, pain tranché au son, etc.) sont généralement enrichis en sucre et en matières grasses. Par ailleurs, leurs mies sont trop aérées, pas assez compactes : ils sont alors sources de sucres plus rapides, moins favorables à votre santé et à votre ligne.

Pain complet, pain aux céréales. Faut-il les choisir « bio » ?

Ces pains sont fabriqués à partir du grain de blé entier et, à ce titre, contiennent du son. Celui-ci constitue l'enveloppe du grain et se trouve directement au contact des pesticides et des engrais. Faut-il s'en méfier ?

En fait, sauf en cas d'accident ou de fraude, les quantités de ces produits chimiques contenus dans les aliments ne présentent pas de risque sanitaire. On peut donc sans danger acheter son pain complet auprès de son boulanger habituel.

Le cas du pain au son est particulier. Il correspond à du pain complet auquel on a adjoint du son brut. Son seul atout est d'accélérer le transit intestinal ; il n'est donc conseillé qu'en cas de constipation opiniâtre. Vu sa richesse en son (20 à 30 % du poids total du pain), il est le seul pour lequel les variétés issues de l'agriculture biologique ont un réel intérêt.

Les matières grasses

Retenez les équivalences (voir page 51) pour prévoir la dose juste.

À user avec beaucoup de modération. Par exemple, si vous n'utilisez que de l'huile, une bouteille d'un litre assurerait votre consommation propre pour un repas par jour pendant trois mois, ou pour deux repas pendant un mois et demi.

Les matières grasses les plus bénéfiques pour votre santé : l'huile de colza et l'huile d'olive (l'huile de noix n'est pas mal non plus).

Contrairement à la mention portée sur l'étiquette, plusieurs travaux scientifiques récents ont montré que l'huile de colza supporte bien la chaleur. Vous pouvez donc l'utiliser pour vos cuissons (sauf pour les bains de friture, mais ce mode de cuisson n'est pas vraiment recommandé pour maigrir).

Huile vierge ou huile raffinée : laquelle choisir ?

Raffiner une huile, c'est lui faire subir une succession de processus technologiques qui visent à extraire de l'« huile brute » certains composants jugés indésirables pour des raisons soit de toxicité (pesticides, mycotoxines, métaux lourds), soit de saveur ou d'aspect (pigments, cires, flaveurs, phospholipides).

Souvent indispensable, le raffinage a néanmoins certains inconvénients :

— Altération des antioxydants naturels de l'huile, tels la vitamine E ou les polyphénols, dont les taux chutent respectivement d'environ 20 et 70 %.

— Dégradation, lorsque le raffinage a lieu sous une température trop élevée, des acides gras les plus fragiles avec formation de nouveaux éléments moins favorables à la santé.

— Appauvrissement de la saveur naturelle de l'huile.

L'huile vierge, elle, bénéficie de méthodes d'extraction plus douces, mais aussi plus coûteuses. Elle est donc généralement plus riche en vitamines, en antioxydants et en saveurs.

Alors, vaut-il mieux consommer une huile vierge (non raffinée) ou une huile raffinée ? Si vous êtes perfectionniste, vous choisirez sans doute des huiles vierges. Mais si vous voulez faire simple, et moins coûteux, vous profiterez également des huiles raffinées : sur la santé, la différence s'avère finalement assez minime, notamment en ce qui concerne l'huile de colza : ses effets bénéfiques ont été démontrés à partir de variétés souvent raffinées. À chacun de choisir en fonction de ses goûts et de sa tradition culinaire.

Margarines, beurres allégés

Si vous n'avez pas de problème de cholestérol, il n'y a pas d'intérêt à remplacer le beurre par de la margarine : vous pouvez continuer à consommer un peu de beurre, notamment sur vos tartines, si tant est que la majorité de vos matières grasses provienne par ailleurs des huiles de colza et d'olive.

Si vos analyses de sang montrent trop de cholestérol, remplacer le beurre de vos tartines par de la margarine vous aidera à le faire baisser.

Pour cuisiner, pour agrémenter votre plat de légumes, de féculents ou de viande, il est préférable pour votre santé d'utiliser de l'huile plutôt que de la margarine (même « anticholestérol ») : appréciez un filet d'huile d'olive ou de colza plus souvent qu'une noix de margarine ou de beurre.

Les formes allégées du beurre et de la margarine vous permettent d'en mettre un peu plus (voir équivalences page 51), mais sont parfois moins savoureuses.

Les produits laitiers

Privilégiez les moins riches en graisses.

Yaourts et autres laitages conseillés

• *Yaourt nature ordinaire*, le « basique » et le moins cher ; sa composition nutritionnelle est excellente : Danone nature, Yoplait nature, yaourts nature (Mennel), Monoprix, U, etc.

• *Yaourt à 0 % de matière grasse, nature ou aux fruits.*

— Taillefine nature 0 %, Yoplait nature Oligo 0 %, Sveltesse nature 0 %, BA nature 0 %, Finesse 0 % (Monoprix la Forme), etc. ;

— Taillefine aux fruits (pruneaux, poires, pêches, cerises, framboises, etc.), Sveltesse (fruits du soleil, pulpe de fruits, Vita-Mine 0 %, fruits du marché 0 %, saveur vanille 0 %, fruits et fibres 0 %),

Panier de Yoplait 0 % (fruits jaunes et fruits rouges), BA brassé aux fruits 0 %, BA brassé saveur vanille 0 %, Brassés aux fruits 0 % (Auchan), etc.
• *Fromage blanc nature, nature à 20 %* de matière grasse.
• *Fromage blanc nature ou aromatisé à 0 %* de matière grasse : fromage blanc sur fruits Calin 0 % (Yoplait), Sveltesse Velours 0 % nature ou saveur vanille (Nestlé), etc.
• *Lait fermenté* : Yorik (Yoplait), lait ribot (Bridel), lait fermenté (Chergui).

Évitez (ou modérez-en la consommation) les laitages plus gras ainsi que les crèmes dessert (crèmes dessert aux œufs, au chocolat, à la vanille ; mousse au chocolat ; riz ou semoule au lait, etc.) : même allégés, ils sont deux ou trois fois plus riches en calories que les yaourts nature ou que les yaourts aux fruits à 0 % MG.

Yaourts et autres laitages plus gras *à consommer plus rarement*

Même « nature », certains produits laitiers sont trop gras pour être consommés quotidiennement lorsque vous cherchez à maigrir.
• *Yaourts au lait entier*, trois à cinq fois plus riches en matière grasse que les yaourts nature ordinaires : La laitière de Nestlé, crème de yaourt de Danone, mousse au yaourt de Danone, yaourts au lait de brebis Ladhuie, yaourts au lait entier biologiques Vrai, yaourts au lait entier Monoprix, Eléa, etc.
• *Yaourts au bifidus* : BIO de Danone, BA (sauf ceux à 0 % de matière grasse), Double Douceur de Yoplait, etc.
• *Laits fermentés à 6 ou 10 %* de matière grasse, en fait deux ou trois fois plus riches en graisses que les fromages blancs à 20 % de matière grasse : Fjord de Danone, Gervita de Danone, etc.
• *Fromages blancs*, petits-suisses et fromages en faisselle à 40 % de matière grasse.

- *Yaourts « grecs »*, cinq fois plus gras que les yaourts nature ordinaires.
- *Yaourts au goût bulgare*, environ deux fois plus gras que les yaourts classiques : Velouté de Danone, Kremly de Nestlé, les Brassés nature Eléa, yaourts brassés biologiques Vrai, yaourts brassés Monoprix, etc.
- *« Cottage cheese »* (dans les magasins anglais), trois fois plus gras que les yaourts ordinaires.

Yaourts et autres laitages sucrés *à consommer plus rarement*

- *Yaourts aux fruits non allégés*, souvent très sucrés : BA fruits du soleil ou fruits du verger, Danone et Fruits, Yaourt gourmand (Mamie Nova), Savoie Yaourt, Yaourt sur fruits (Yoplait), Panier de Yoplait, Velouté pulpe de fruits (Danone), Yoco (Nestlé), LC1 pulpe de fruits (Nestlé), mousse au yoghourt et aux fruits (Danone), Frutos (Yoplait), Yaourts aux fruits biologiques (Vrai), fromage blanc moulé et coulis de framboises ou de mûres (Senoble), yaourts aromatisés au lait entier (Monoprix), etc.
- *Fromages blancs et préparations lactées sucrées et aromatisées* Même allégés en matières grasses, certains produits sont trompeurs, car riches en sucres.
- *Yaourts à 0 % de Weight Watchers*, riches en sucre.
- *Autres préparations laitières, crèmes dessert ou mousses, même dites « allégées »*.

Herbes, épices et autres condiments

Les herbes, les épices et les aromates accommodent tous les types de produits (viandes, poissons, œufs, légumes, féculents) et donnent l'occasion de composer des plats aux saveurs typées.

Sans apporter de calories, ils parfument agréablement les plats et vous aideront ainsi à cuisiner avec peu de matières grasses.

De plus, les herbes et les épices sont pour la plupart sources de vitamines et minéraux bénéfiques pour la santé.

Les fines herbes

	Avec quoi les déguster ?	**Idées de recettes**
Aneth	Saumon, et autres poissons.	Sauce verte à l'aneth, sauce au fromage blanc et au raifort.
Basilic	Tomates, salades, pâtes.	Soupe glacée à la tomate et au basilic, salade verte au basilic.
Cerfeuil	Œufs, salades, potages, viandes (volailles, lapin).	Omelette au cerfeuil, potage aux légumes et au cerfeuil.
Ciboulette	Œufs, salades, potages.	Œufs cocotte à la ciboulette, sauce au yaourt et à la ciboulette.
Coriandre	Légumes (courgettes, aubergines), viandes.	Boulettes de bœuf sauce verte, courgettes à la coriandre, caviar d'aubergine à la coriandre.
Estragon	Poulet, veau, œufs, salades, tomates.	Œufs en gelée à l'estragon, poulet à l'estragon, vinaigrette à l'estragon.
Menthe	Thé, salades, fruits (fraises, framboises, orange), marinades de viandes.	Boulettes de bœuf sauce verte, salade de fruits à la menthe, brochettes de volailles à la menthe.
Persil	Viandes, poissons, légumes, décoration des plats.	Légumes persillés.

Les herbes aromatiques

	Avec quoi les déguster ?	Idées de recettes
Laurier	Marinades de viandes, bouquets garnis, cuisine provençale (en association avec les herbes de Provence, le thym).	Poulet César (aux feuilles de laurier) au four, sauce tomate, tomates à la provençale.
Marjolaine ou origan	Viandes (bœuf, volailles, lapin), tomates, vinaigres, œufs.	Sauce tomate, grillade de bœuf à l'origan.
Romarin	Viandes et poissons grillés, légumes (tomates), farces.	Concassée de tomates, grillade de veau au romarin.
Sauge	Viandes (veau).	Paupiette de veau roulée à la sauge.
Thym	Viandes grillées, farces, marinades, bouquets garnis, salades, tomates.	Tomates à la provençale, grillade de bœuf au thym.

Les épices

	Avec quoi les déguster ?	Idées de recettes
Anis étoilé (ou badiane)	Viandes (bœuf, volailles).	Bœuf à l'anis étoilé, curry de volaille.
Cannelle	Fruits (pommes, pêches, oranges, poires, rhubarbe), poissons, viandes.	Fruits d'hiver à la cannelle, crumble aux pêches et à la cannelle, poulet à l'indienne.
Carvi (ou cumin)	Chou, poissons, viandes.	Chou braisé au carvi, poisson grillé au cumin.
Clou de girofle	Pommes, marinades de sauces au vin rouge, sauces.	Poulet à l'indienne.

Curry	Viandes (veau, volailles), poissons, légumes.	Curry de lotte, poulet au curry, petits légumes au curry.
Gingembre	Marinades de viandes (poulet, veau, dinde).	Poulet au gingembre, brochettes de dinde au gingembre.
4 épices (cannelle, gingembre, girofle, muscade)	Œufs, viandes (volailles, lapin).	Œufs brouillés aux quatre épices.
Muscade	Œufs, lait, flans.	Flan de légumes.
Paprika	Œufs, viandes (bœuf, poulet), poissons.	Œufs sur le plat au paprika, poisson grillé accompagné d'une sauce au fromage blanc et au paprika.
Piment	Tomates, marinades.	Sauce tomate, poivrons grillés.
Safran (ou curcuma)	Plats orientaux.	Tajine de poulet aux citrons confits.

Les condiments

	Avec quoi les déguster ?	**Idées de recettes**
Ail, oignons, échalotes	Bases de la cuisine : cuisson des viandes, des poissons, des légumes.	Filet de cabillaud à la moutarde et aux échalotes, ratatouille, sauce tomate, rôti de veau au lait et à la purée d'ail.
Bouillon de poule dégraissé, pot-au-feu dégraissé	Cuisson des légumes, des viandes.	Rôti de veau à la provençale, lapin à la moutarde.

Citron, vinaigre	Sauces, marinades de viandes et de poissons.	Sauce au yaourt citronnée, carpaccio de saumon à l'aneth.
Concentré, coulis, concassée de tomates	Œufs, viandes (bœuf, volailles, lapin, veau), poissons.	Rôti de veau à la provençale, filet de cabillaud à la concassée de tomates, lapin niçois, omelette à la tomate et aux oignons.
Cornichons	Accompagnement des viandes froides et des charcuteries (jambon), salades composées.	Salade de jambon, tomates, poivrons et cornichons.
Moutarde	Sauces, accompagnement des viandes, marinades de viandes, cuisson des viandes ou des poissons.	Lapin à la moutarde, filet de cabillaud aux échalotes et à la moutarde, brochette de dinde au gingembre, sauce gribiche, sauce mayonnaise.
Raifort	Sauces épicées.	Sauce au fromage blanc et au raifort, et saumon à l'aneth.
Sauce soja, nuoc-mâm	Légumes, marinades des viandes et des poissons.	Courgettes et fenouil salés au nuoc-mâm, poulet à la chinoise.
Tabasco	Jus de tomate, sauces épicées.	Sauce cocktail, sauce piquante.

La sauce soja et le nuoc-mâm

La sauce soja, que l'on appelle aussi « shoyu », est fabriquée à partir d'extrait de soja et de sel. Très parfumée, elle est souvent utilisée dans les marinades « à la chinoise », avec du gingembre et parfois du saké. Elle existe sous plusieurs marques : arôme Saveur

(Maggi), Soy Sauce Kikkoman, Light Superior Soy Sauce (Pearl River Bridge), Soya Sauce Blue Dragon, etc.
Le nuoc-mâm est une sauce très salée à base d'anchois et de sel. Il s'utilise donc à la place du sel, et parfume de façon originale le riz basmati. Vous le trouverez sous des marques importées de Thaïlande, par exemple le Nuoc Mâm Cock Brand importé par Tang Frères SA.
Pensez aussi au Viandox, fabriqué à partir d'extraits végétaux. Il est très concentré en saveurs, et quelques gouttes suffisent pour parfumer les pâtes, le riz, les légumes, la viande ou les œufs.

Les bouillons de viande ou de légumes, les fumets de poisson

Les bouillons cubes et les fumets de poisson sont des mélanges aromatiques qui contiennent en général un exhausteur de goût, de l'oignon, des arômes, des épices et aromates, et des matières grasses végétales et/ou animales avec, respectivement, un mélange de légumes pour les bouillons de légumes et du poisson pour les fumets de poisson. Ils peuvent servir à la cuisson des légumes, des viandes, des poissons, et constituer une base pour de nombreuses sauces.
Mode d'emploi : il est conseillé d'ajouter, pour la cuisson des légumes, des pâtes ou du riz, un cube de 10 g par demi-litre de liquide de cuisson ; et d'ajouter pour la confection d'une sauce un cube de 10 g par quart de litre. En ce qui concerne le fumet, une cuillère à café par personne est à délayer dans 100 ml de liquide.
Selon les marques (Knorr, Maggi ou Amora), ils apportent des quantités très variables de graisses (ou lipides) :
— Les bouillons de poule ou de volaille (Knorr) apportent en général 2,8 g de lipides par tablette de 10 g, soit l'équivalent d'1/3 de cuillère à soupe d'huile.
— Certains bouillons de légumes sont paradoxalement plus gras et contiennent jusqu'à l'équivalent des deux tiers d'une cuillère à soupe d'huile (bouillons de légumes Maggi, Secret d'arômes Knorr).

— Les moins gras, et donc les plus recommandés dans le cadre d'un projet minceur, sont les cubes de bouillon de poule dégraissé (Amora), les cubes de pot-au-feu dégraissé (Amora) et le court-bouillon en poudre (Maggi).

Les boissons

L'eau, avant tout, du robinet ou en bouteille.

Pour les autres boissons, référez-vous aux tableaux suivants.

Quoi boire pour maigrir ?

Boissons ?	**Combien ?**	**À quels moments ?**
Eau du robinet ou en bouteille plate ou gazeuse	Selon votre soif (et si possible au moins 1 litre par jour).	Pendant et entre les repas.
Sodas et autres boissons sucrées[1], jus de fruits, fruits pressés	À éviter. Pour votre poids, le moins sera le mieux.	
Boissons light	0 ou 1 verre par jour.	Entre les repas.
Eaux aromatisées non sucrées	0 à 3 verres par jour.	Entre les repas.
Thé et tisanes Éviter l'Ice tea et les thés des distributeurs automatiques, trop sucrés.	Selon votre envie, mais sans sucre ou peu sucré.	Au petit déjeuner, dans la matinée, à l'heure du thé, après le dîner...
Café	Selon votre plaisir, mais sans sucre ou peu sucré.	Au petit déjeuner, en fin de repas, entre les repas.

Jus de tomate, citron pressé	0 à 2 verres par jour.	À l'heure de l'apéritif, dans la matinée ou dans l'après-midi.
Vin, champagne brut	Sans dépasser 1 verre par jour, en moyenne.	Pendant les repas ou à l'heure de l'apéritif.
Vodka, whisky, gin, pastis	Ne pas dépasser un « doigt » par jour (réduire parallèlement les quantités de vin).	À l'heure de l'apéritif. Ne pas associer avec un soda sucré ou avec un jus de fruits.
Porto et autre vins cuits Bière, cidre	À éviter ou à consommer 1 seule fois par semaine.	

1. Voir également le tableau qui suit.

Boissons à éviter

Types de boissons	**Noms de marques (liste non exhaustive)**
Sodas au cola	Coca-Cola, Pepsi Cola, Stand up Cola, Sao Cola, etc.
Sodas aux fruits, limonades	Orangina, Fanta, Brut de pomme, Sprite, Schweppes, Liptonic, Gini, Ricqlès, Canada Dry, Seven up, etc.
Boissons plates aromatisées aux fruits (20 % de fruits)	Oasis, Banga, Tropico, etc.
Nectars de fruits (minimum 45 % de fruits)	Joker, Fruité, Cidou, Kergal, Goa, Granini, Pampryl, etc.
Jus de fruits à base de jus de fruits concentré	Kergal, Minute Maid, Fruité, Goa, Carmina, Norky, etc.
100 % pur jus de fruits	Tropicana, Teisseire, Cidou, Joker, Tropical Sun, Pampryl, Granini, etc.

Boissons aromatisées au thé	Ice Tea (Lipton), Nestea, Java Iced Tea (Auchan), etc.
Sirops de fruits	Teisseire, Sirolo, Sirop sport, Sirop frutile, Java, Moulin de Valdonne, etc.

La charcuterie

Privilégiez les charcuteries peu grasses ou moyennement grasses. Limitez les autres aux moments exceptionnels.

Ne consommez de la charcuterie qu'une ou deux fois par semaine. Modérez les portions (entre 50 et 100 g par occasion).

Accompagnez-la de légumes « verts » ou d'une belle salade.

Elle fait double emploi avec la viande : utilisez-la plus souvent pour remplacer un plat de viande ou de volaille que pour la précéder.

Charcuteries : certaines sont grasses, d'autres non

Les plus grasses (plus de 40 g de graisses pour 100 g de charcuterie)	Chorizo, salami, foie gras, rillettes, saucisse alsacienne (gendarme).
Très grasses (entre 30 et 40 g)	Pâté de foie de porc, boudin noir, saucisson, chair à saucisse.
Grasses (entre 20 et 30 g)	Cervelas, saucisse fraîche, saucisson à l'ail, mortadelle, saucisse de Strasbourg, saucisse de Francfort, merguez, saucisse de Montbéliard, de Toulouse, boudin blanc, pâté de campagne, pâté de foies de volailles, pâté en croûte, terrine de canard, lard maigre, poitrine de porc fumée.

Moyennement grasses (entre 10 et 20 g)	Andouillette, galantine, fromage de tête, pâté de lapin, jambon sec.
Peu grasses (entre 5 et 10 g)	Jambon cuit, bacon, tripes à la mode de Caen.

Les plats cuisinés

Choisissez les plats cuisinés et les marques dont les teneurs en calories et en lipides sont les plus basses dans leurs catégories (comparez les étiquettes).

Lisez la liste des ingrédients ; préférez les plats préparés avec de l'huile d'olive ou d'arachide à ceux contenant de la margarine ou une huile de coprah, de palme ou de tournesol.

Selon ce qui manque au plat industriel, rétablissez l'équilibre de votre repas en y incorporant un féculent (ou du pain) et surtout des légumes (ou une salade).

Modérez, ou mieux, évitez, le sel pour le reste du repas car ces plats sont souvent trop salés, ce qui favorise la rétention d'eau.

Les fromages

Privilégiez les fromages classiques à 45 % MG (pour certains, à 50 % MG), mais évitez ceux qui sont plus riches en matières grasses.

Une évidence, ne choisissez un fromage allégé que si vous le trouvez savoureux. Sinon, préférez un petit morceau d'un vrai fromage.

Pour votre santé, les fromages les plus riches en calcium sont les plus bénéfiques. Ce sont surtout les fromages à pâte dure, qui ne sont, contrairement à une idée reçue, pas beaucoup plus riches en calories que les autres. Aussi, privilégiez les fromages vous apportant au moins 150 mg de calcium par part, c'est-à-dire dans le tableau ci-dessous, ceux situés dans la première moitié de la liste, jusqu'à la mozzarella.

Ainsi, par exemple, le parmesan est 10 à 15 fois plus riche en calcium que les fromages présentés (à tort) comme adaptés aux besoins de l'enfant tels le Kiri ou le Petit Louis (tableau ci-après).

Pour une part de 30 g de fromage	**Apport en calcium en mg**	**Apport calorique en kcal**
Parmesan	383	114
Emmental	356	113
Beaufort	312	120
Comté	294	120
Cantal	291	110
Édam	267	98
Gouda	256	104
Saint-Paulin	234	89
Morbier	228	104
Bleu	217	103
Bonbel/Babybel	198	94
Pyrénées	191	107
Reblochon	188	93
Roquefort	180	111
Saint-Nectaire	177	102
Raclette	165	107
Rouy	150	100
Mozzarella	150	82
Fromage fondu à 45 % de MG	148	88
Chaume	147	104
Pont-l'Évêque	141	90
Munster	129	100
Tome	121	96
Camembert à 45 % de MG	120	85
Brie	85	99
Chèvre sec	67	140

Fromage fondu à 65 % de MG	73	106
Coulommiers	73	92
Vache qui rit	72	103
Saint-Marcellin	52	98
Petit Louis	33	90
Chèvre à pâte molle	32	62
Chèvre demi-sec	32	98
Saint-Moret	30	70
Boursault	28	113
Kiri	27	100
Carré frais Gervais	24	68

Sucre ou édulcorant ? et pourquoi pas miel ou confiture ?

Qu'il soit en morceaux ou en poudre, blanc ou roux, le classique sucre de table a l'inconvénient d'être riche en calories et d'être un sucre rapide : aussi, il vaut mieux l'éviter lorsqu'on cherche à maigrir, puis en modérer la consommation pour se stabiliser.

Les édulcorants ont une saveur sucrée mais apportent moins de calories que le sucre de table classique. Les aliments dans lesquels ils remplacent le sucre présentent sur leur emballage les mentions « sans sucre » ou « light » (qui signifie léger en anglais). Les édulcorants se présentent sous deux conditionnements : en poudre, pour les desserts, ou en comprimés, pour les boissons. Il existe deux familles d'édulcorants, les polyols et les édulcorants intenses.

➤ *Les polyols, attention aux calories*

Les polyols (sorbitol, xylitol ou mannitol) servent surtout à alléger les bonbons ou les chewing-gums. Ils ont l'intérêt de ne pas induire la formation des caries (à la différence des bonbons sucrés), mais ils entraînent une diarrhée en cas d'excès. Les polyols apportent 2,4 calories par gramme, soit moins que le sucre (4 calories environ), mais suffisamment pour favoriser la prise de poids lorsqu'on en consomme souvent. Attention, donc, à ne pas vous faire piéger par la mention « bonbon sans sucre » : ces bonbons ne contiennent pas de sucre – sous-entendu pas de sucre blanc, pas de saccharose –, mais ils sont néanmoins riches en calories ; modérez-en la consommation si vous avez tendance à prendre du poids.

➤ *L'aspartame, la saccharine et l'acésulfam : les édulcorants « intenses »*

Ces édulcorants sont dits « intenses » car ils procurent une sensation sucrée très prononcée. De ce fait, une infime quantité suffit pour sucrer, et leur apport calorique est négligeable. On les propose donc en cas de diabète ou d'excès de poids.

Malgré certaines craintes, les édulcorants intenses ne paraissent pas toxiques. Sont-ils pour autant utiles pour rester mince ? Tout dépend de l'emploi que l'on en fait.

La famille des édulcorants intenses

Aspartame : Canderel, Bon suc Krüger, Happy Farmer (Auchan), Sucrin, Form'U (Super U), Carte Blanche, etc.
Aspartame + acesulfam K : Kara de Pouss' suc, etc.
Saccharine : Sucrédulcor, Skun Suc, Sun Suc, etc.

Le seul fait de remplacer le sucre classique par un édulcorant intense ne changera rien à votre ligne. Sans vous en rendre compte, vous mangerez un peu plus les jours suivants.

Par ailleurs, consommés sans discernement et sans retenue, les édulcorants ont un effet pervers : on s'habitue de plus en plus au goût sucré, ce qui conduit à manger plus de desserts, de barres chocolatées ou de laitages édulcorés. Or, même lorsqu'ils ne contiennent pas de sucre, ces produits sont habituellement riches en graisses et en calories : par exemple, le chocolat light est souvent plus gras que le chocolat classique. Cette consommation conduit donc à un excès de calories et à une prise de poids.

Enfin, même si c'est de façon moins marquée qu'avec du vrai sucre, les aliments ou boissons sucrés aux édulcorants intenses déclenchent une sécrétion d'insuline par le pancréas, ce qui ne facilite pas la perte de poids.

Sucre ou édulcorants

— Pour maigrir, optez pour les édulcorants, mais sans en exagérer la consommation. Évitez le sucre ou les mélanges sucre-édulcorant comme le Tutti free. Essayez aussi le miel, la confiture ou la crème de marron pour sucrer laitages ou salades de fruits.
— Pour vous stabiliser, sucrez vos boissons (thé, café) avec un édulcorant. Pour les yaourts, le fromage blanc ou les autres desserts, prenez de façon raisonnable, du « vrai » sucre (ou du miel ou de la confiture).
— Au cours des deux périodes (amaigrissement puis stabilisation), apprenez à apprécier la saveur de certains aliments ou boissons sans sucre ni édulcorant : l'arôme d'un très bon café ou d'un thé Darjeeling ne nécessitent pas l'adjonction de sucre ; même chose pour une coupe de fraises ou de framboises.

Pourtant, les édulcorants sont utiles dans certains cas. Lorsque vous cherchez à calmer vos angoisses en grignotant du sucré, le fait de choisir des aliments ou boissons édulcorés permettra de limiter la prise de poids. De plus, si vous avez du mal à vous passer du goût sucré en fin de repas, la consommation raisonnable d'édulcorants (dans les laitages, les salades de fruits, le café du matin, etc.) rendra vos desserts plus savoureux.

➤ *Le fructose*

Extrait des fruits ou du maïs, le fructose a trois points communs avec le saccharose du sucre blanc : c'est un sucre raffiné dépourvu de vitamines, minéraux et polyphénols protecteurs ; il est riche en calories (4 par gramme) ; il a une saveur proche de celle du sucre, plus agréable que celle des édulcorants.

Il a, par ailleurs, deux avantages, mais aussi deux inconvénients. Les avantages : doué d'un pouvoir sucrant plus élevé, il apporte donc moins de calories pour un même degré de sucrosité ; après sa consommation, l'insuline s'élève moins qu'avec le saccharose. Cependant, une consommation soutenue et répétée de fructose raffiné (comme par exemple, avec les sodas, riches en fructose, aux États-Unis) conduit à deux types de troubles métaboliques : une « insulino-résistance » néfaste pour le poids et source potentielle de diabète ; une accélération des processus d'oxydation en cause dans le vieillissement et l'altération des cellules de l'organisme.

De ce fait, l'image « minceur et diététique » du fructose raffiné apparaît aujourd'hui bien ternie. Il faut noter que ces inconvénients ne concernent ni le miel ni les fruits : ces produits sont riches en fructose, mais ils sont par nature non raffinés, donc riches également en nutriments protecteurs qui contrebalancent largement ces inconvénients potentiels.

➤ *Miel ou confiture*

Pour varier les plaisirs et éviter la lassitude, n'hésitez pas à ajouter une cuillère à café de miel ou de confiture (ou encore de crème de marron) à un yaourt nature, à du fromage blanc ou encore à des fruits coupés en morceaux.

Le miel est riche en fructose, mais la présence conjointe de molécules protectrices au pouvoir antioxydant lui en procure les avantages sans les inconvénients – voir plus haut.

Choisissez un miel de consistance fluide (acacia, sapin ou châtaignier, par exemple) : il se diluera mieux et diffusera ainsi sa saveur de façon plus uniforme au laitage ou à la salade de fruits. Avec les confitures et la multiplicité de leurs parfums, vous disposerez d'une palette de saveurs propice à la confection de mélanges gourmands tout en nuances.

Une suggestion gourmande, pour le petit déjeuner ou le dessert :

- coupez ou égrenez des fruits dans un grand bol – par exemple, une banane et/ou des fraises, une pêche et des groseilles, une pomme et une demi-mangue, etc. ;
- ajoutez un yaourt et/ou du fromage blanc (le mélange de ces deux laitages à volume égal est source d'un supplément d'onctuosité) ;
- apportez-y, pour finir, une touche d'originalité avec du miel ou de la confiture. Il en suffira de peu pour vous procurer un bouquet de saveurs sans pour autant nuire à la perte de poids grâce à la dilution du sucre de la confiture, ou du fructose du miel, dans le laitage et le ralentissement de leur absorption intestinale par les fibres des fruits.

Les fruits secs

Ce sont notamment les pruneaux, les dattes, les figues et les abricots secs. Ils sont riches en énergie, et en manger trop fait grossir. Mais ils ont l'avantage d'être riches en vitamines et en minéraux (le magnésium notamment) : ils sont donc favorables au bien-être et à la santé. Par ailleurs, ils sont dépourvus de matières grasses et rassasient bien : on a moins tendance à terminer le paquet en cinq minutes qu'avec le chocolat ou les biscuits.

Aussi, si vous appréciez les fruits secs, et notamment les abricots secs ou les figues sèches, n'hésitez pas à en manger 3-4 par jour, par exemple :

- le soir, après le dîner, lorsque vous ressentez l'envie de grignoter du sucré ;
- à l'occasion d'une petite faim, notamment avant, pendant ou juste après le sport.

Les conseils sont les mêmes concernant les fruits oléagineux comme les noix, les noisettes ou les amandes.

Le chocolat

Outre sa saveur appréciée par tous (ou presque), le chocolat se caractérise par sa richesse en matières grasses et sa forte concentration calorique (un petit carré de 10 g apporte déjà près de 60 calories). De ce fait, l'excès favorise la prise de poids, mais, avantage non négligeable, vous êtes nombreux (et encore plus nombreuses) à vous sentir mieux après en avoir mangé.

Le chocolat ne fait pas partie des aliments que je vous conseille pour maigrir. Cependant, lorsque vous en avez très envie, prenez un morceau, appréciez-le sans culpabilité et utilisez les conseils ci-dessous pour éviter que votre poids ne s'en ressente.

Chocolat : *comment limiter consommation et prise de poids sans (trop) gâcher le plaisir*

Établir des rites

Dégustez un morceau à la fin du déjeuner ou après le dîner, mais ne terminez pas une tablette en un après-midi.

Prolonger le plaisir

Plutôt que d'engloutir une tablette sans réel plaisir, laissez fondre un carré dans votre bouche.

Associer le chocolat à un aliment moins riche

Au goûter, plutôt que trois barres de chocolat, prenez-en une, mais avec un fruit ou une tranche de pain complet.

*Comprendre les effets du chocolat : il **vous relaxe** car il est source de plaisir*
Choisissez alors d'autres aliments « plaisir », moins gras et/ou moins denses en calories : fraises, framboises, pêches, fruits secs, etc.

➤ *Chocolat noir ou chocolat au lait ?*

Ne croyez pas le « coup de bluff » du marketing des producteurs de chocolat noir qui suggère que ce dernier ferait perdre du poids tandis que celui au lait en ferait prendre. Le chocolat au lait contient plus de calcium, le chocolat noir plus de magnésium, mais le chocolat noir est aussi riche en graisses et en calories et il ne fait pas moins grossir que le chocolat au lait. Pour choisir, laissez parler vos goûts.

Une tablette moyenne de chocolat (100 g) vous apporte

	Chocolat noir	Chocolat au lait
Calories	520-560	520-560
Protéines (g)	4	7
Glucides (g)	58	56
Lipides (g)	30-35	30-35
Calcium (mg)	70	220
Magnésium (mg)	120	70

➤ *Les desserts au chocolat*

La comparaison offre des surprises : un petit pot de Danette, pourtant à la crème fraîche, n'apporte pas plus de matières grasses qu'un yaourt au lait entier. Il est, par ailleurs, nettement moins calorique que les crèmes aux œufs, les mousses et les viennois, à l'apparence légère fort trompeuse. En revanche, si vous optez pour une boisson chocolatée, évitez la Danette à boire, de loin la plus riche.

Parmi les glaces, certaines (bâtonnets, chocolat liégeois, petits cônes) sont préférables.

Soyez conscient des limites des desserts allégés au chocolat. Ils ont certes peu de matières grasses, mais conservent le plus souvent une quantité de sucre importante, voire supérieure à leurs homologues non allégés : par exemple la Danette Taillefine (Danone) au chocolat. Les conseils cités plus haut s'appliquent donc aussi à ce type de desserts.

Valeur nutritionnelle de certains desserts au chocolat

	Protéines (g)	Lipides (g)	Glucides (g)	Calories
CRÈMES DESSERT				
Danette Taillefine (1 pot)	**3,4**	**0,7**	**15,8**	**83**
Danette (1 pot)	**2,8**	**3,3**	**13,7**	**96**
Chocolat à croquer 20 g (soit 2 carrés)	1	6,5	11,1	107
Flan chocolat Alsa 141 g = 1/4 sachet	**4,5**	**2**	**17,5**	**118**
Viennois (110 g)	2,8	6	25	165
Crème Mont Blanc 125 g = 1/4 boîte	4,5	4	25	173
Mousse chocolat Alsa 100 g = 1/3 sachet	5	6	25	179
Mousse chocolat en pot (100 g)	6,7	6	32	209

	Protéines (g)	Lipides (g)	Glucides (g)	Calories
BOISSONS				
Chocolat chaud distribut. 15 cl	6	–	15	88
Chocolat chaud maison 15 cl	6	2	15	112
Lait Candy chocolaté 20 cl	4,5	2	20	119
Chocolat chaud (café) 25 cl	9	–	27,5	159
Soja drink Alpro 25 cl	10	10	22,5	178
Boisson soja Bjorg 25 cl	10	10	30	201
Danette à boire 20 cl	6	8	47,5	289
GLACES				
Bâtonnet chocolat 90 ml	4,6	3,5	19	126
P'tit cône Max vanil choc 70 ml	6	4	17,5	130
Esquimau Miko 60 ml	4,7	8	10	131
Chocolat liégeois 125 ml	5,3	5,3	20	149
Carte d'Or chocolat 150 ml	8,2	8	22,5	195
Chocolat liégeois Miko	3,4	8,5	28,9	206

	Protéines (g)	Lipides (g)	Glucides (g)	Calories
Royal cône 125 ml	4,7	8	35	231
Sundae Mc Do 178 g	9	18	35	309
Esquimau Magnum 120 ml	4,5	21,3	27,5	320

Crème au chocolat légère (4 personnes)

250 ml de lait écrémé
2 œufs entiers
2 cuillères à soupe de cacao non sucré (Van Houten, etc.)
Édulcorant en poudre
Mélanger le cacao avec le lait. Faire bouillir l'ensemble.
Battre les œufs au fouet puis incorporer lentement le lait chocolaté bouillant.
Mettre ce mélange sur feu doux et laisser épaissir tout en remuant (mais sans laisser bouillir).
Quand la crème nappe la cuillère, retirer du feu et sucrer à votre convenance avec l'édulcorant en poudre. Servir bien frais.

Biscuits, viennoiseries et pâtisseries

- Jouez la modération :
  - un croissant le dimanche matin, des tartines de pain aux autres petits déjeuners ;
  - un ou deux biscuits au goûter, mais pas le paquet entier le soir devant la télévision ;
  - une pâtisserie au déjeuner du dimanche, des fruits ou un yaourt aux autres repas.

- Privilégiez les produits les moins gras :
  - parmi les viennoiseries : pain au lait ou brioche ;
  - parmi les biscuits : petits-beurre, biscuits à thé, biscuits à la cuillère, langues de chat, boudoirs, biscuits à la confiture ou encore pain d'épice ;
  - parmi les pâtisseries : tartes aux fruits, éclairs au chocolat ou au café.

- Consommez plus rarement les produits les plus gras :
  - le pain au chocolat (beaucoup plus gras que du pain *et* des carrés de chocolat) ;
  - les biscuits feuilletés (palmiers), les biscuits pur beurre du type « spécialités bretonnes », les cookies ou autres biscuits au chocolat ;
  - les pâtisseries à la crème au beurre ou au chocolat.

Si vous prenez régulièrement quelques biscuits à l'occasion d'une collation entre les repas, prenez aussi un fruit frais : outre les effets « santé » du fruit, sa richesse en fibres réduira votre appétit dans les heures qui suivent (vous serez moins tenté de terminer le paquet), puis lors du repas suivant ; vous risquerez moins de prendre du poids.

Conclusion

Pour vous aider à bien maigrir et à rester en bonne santé, j'espère vous avoir convaincu d'adopter durablement de bonnes habitudes alimentaires. C'était mon objectif en écrivant ce livre, parce qu'il faut manger pour bien maigrir, manger les bons aliments.

Aujourd'hui, les sucres sont pointés du doigt comme nouveaux grands responsables de la montée de l'obésité ! Ce n'est pas si simple, aucun aliment n'est tout bon ou tout mauvais. C'est pourquoi j'ai voulu vous expliquer le véritable rôle des sucres (ou glucides) dans l'organisme, vous montrer comment ils influencent le fonctionnement du corps et du cerveau, comment ils agissent sur la prise et sur la perte de poids.

En matière de nutrition et de minceur, la quête du magique est toujours vive, d'où la multiplication des régimes fantaisistes. Mais il n'y a pas de miracle dans ce domaine. La nutrition est une discipline médicale, elle repose sur des connaissances scientifiques ; elle concerne également le plaisir de manger et le partage de bons moments avec ses proches : bien maigrir signifie aussi s'attacher à la saveur et à la convivialité des repas.

Il n'existe pas *une* façon et une seule de bien maigrir, la même qui serait valable pour tous. J'espère que ce livre vous a suffisamment apporté pour que vous puissiez non pas suivre une pensée unique, mais plutôt trouver *votre* meilleure façon de maigrir.

Bibliographie

Chapitre 1

APFELBAUM M., FRICKER J., IGOIN-APFELBAUM L., Low and very-low-calorie diet., *Am. J. Clin. Nutr.*, 1987, 45 : 1126-1145.

ASTRUP A., ROSSNER S., Lessons from obesity management programs ; greater initial weight loss improves long-term maintenance. *Obesity reviews*, 2000, 1: 17-19.

BRUSSEROLES J., Fructose, stress oxydant et deviation métabolique. NAFAS, 2004 ; 21-24.

BUCHHOLZ A.C. *et al.*, Is a calorie a calorie ?, *Am. J. Clin. Nutr.* 2004 ; 79 ; 899S-906S.

CHAN J. *et col.*, Water, other fluids and fatal coronary heart disease ; the Adventist Health Study. *Am. J. Epidemiol.*, 2002 ; 155 ; 827-3.

COUET C. *et al.*, Effect of dietary fish oil on body fat mass and basal fat oxidation in healthy adults, *Int J. Obes. Relat. Metab. Disord.*, 1997 ; 21 ; 637-643.

MC CRORY M.A., FUSS P.J., MC CALLUM J.E., YAO M., VINKEN A.G., HAYS N.P., ROBERTS S.B., Dietary variety within food groups ; association with energy intake and body fatness in men and women. *Am. J. Clin. Nutr.*, 1999, 440-447.

DAVIES K.M., HEANEY R.P., RECKER R.R. *et al.*, Calcium intake and body weight. *J. Clin. Endocrinol. Metab.*, 2000 ; 85 ; 4635-8.

DI MEGLIO D.P., MATTES R.D., Liquid versus solid carbohydrates effects on food intakes and body weight. *Int. J. Obes.*, 2000, 24 ; 794-800.

DRENOWSKI A., SPECTER S.E., Poverty and obesity ; the role of energy density and energy costs, *Am. J. Clin. Nutr.*, 2004 ; 79 ; 6-16.

EISENSTEIN J., ROBERTS S.H., DALLAL G., SALTZMAN E., High-protein weightloss diets ; are they safe and do they work ? A review of the experimental and epidemiologic data. *Nutr. Rev.*, 2002 ; 60 ; 189-200.

FANTINO M., JONAS, 1999, Paris.

FRICKER J., DARTOIS A.M., DU FRAYSSEIX M., Guide de l'alimentation de l'enfant, Paris, Odile Jacob, 1998.

HAER D.J., RUMPLER W.V., MILES C.W., FABEY G.C. JR., Dietary fiber decreases the metabolizable energy content and nutrient digestibility of mixed diets fed to humans. *J. Nutr.*, 1997 ; 127 ; 579-86.

JAQUMAIN M., DOUCET E., DESPRES J-P, BOUCHARD C., TREMBLAY A., Calcium intake, body composition, and lipoprotein-lipid concentrations in adults. *Am. J. Clin. Nutr.*, 2003 ; 77 ; 1448-52.

LISSNER L., HEITMANN B.L., Dietary fat and obesity ; evidence from epidemiology. *Eur. J. Clin. Nutr.*, 1995, 9 ; 79-80.

LUDWIG D.S., Relation between consumption of sugar-sweetened drinks and childhood obesity ; a prospective, observational analysis. *Lancet*, 2001, 357 ; 505-508. Relation

MELANSON E.L., SHART T.A., SCHNEIDER J. *et al.*, Relation between calcium intake and fat oxidation in adult humans. *Int. J. Obes. Relat. Metab. Disord*, 2003 ; 27 ; 196-203.

NANCY A. *et col.*, Les glucides, quelle complexité ?, NAFAS 3,1 ; 29.

PARIKH S.J., YANOWSKI J.A., Calcium intake and obesity. *Am. J. Clin. Nutr.*, 2003, 77 ; 281-7.

PEKKARINEN T., MUSTAJOKI P., Comparison of behaviour therapy with and without very-low-energy diet in the treatment of morbid obesity. A 5-year outcome, *Arch. Intern. Med.*, 1997, 157 ; 1581-1585.

PEREIRA M.A., JACOBS D.R., VAN HORN L. *et al.*, Dairy consumption, obesity, and the insulin resistance syndrome in young adults. The CARDIA study. *JAMA*, 2002 ; 287 ; 2081-9.

RACELLE S.B., SCHOELLER D.A., KUSHNER R.F., NEIL K.M., Exercise enhances dietary compliance during moderate energy restriction in obese women. *Am. J. Clin. Nutr.*, 1995 ; 62 ; 345-9.

RANDINI L.G., SCHOELLER D.A., DIETZ W.H., Metabolic differences in response to a hight-fat vs a high carbohydrate diet., *Obes. Res.*, 1994 ; 2 ; 348-54.

REMESY C., Intérêt des associations alimentaires, NAFAS, 3,1 ; 41-6.

ROBERTS S.B., High-glycemic index foods, hunger and obesity ; is there a connection ? *Nutrition Review*, 2000, 5B ; 163-169.

ROLLS B.J. *et col.*, The supersizing of America. *Nutrition*, 2004, 32 ; 42-53.

SCHULZE M.B. *et col.*, Sugar-sweetened beverages, weight gain, and incidence of type 2 diabetes in young and middle-aged women. *JAMA*, 2004 ; 292 ; 927-34.

SEIDELL J.C., RISSANEM A.M., Time trends in the worldwide prevalence of obesity. In ; Bray G.A., Bouchard C., James W.P.T. ed. *Handbook of obesity*, New York ; Marcel Dekker, 1998, 79-91.

SKINNER J.D., HOUNDS W., CARRUTH B.R., ZIEGLER P., Longitudinal calcium intake is negatively related to children's body fat indexes. *J. Am. Diet. Assoc.*, 2003 ; 103 ; 1626-31.

STUBBS R.J. *et al.*, The effect of covertly manipulating the energy density of mixed diets on *ad libitum* food intake of « pseudo free-living » humans, *Int. J. Cles. Relat. Metab. Disord.*, 1998 ; 22 ; 980-987.

TUCKER K.L. *et al.*, Breakfast cereal fortified with folic acid, vitamin B6, and vitamin B12 increases vitamin concentrations and reduces homocysteine concentrations ; a randomized trial. *Am. J. Clin. Nutr.*, 2004 ; 79 ; 805-11.

VERHOCKET-VAN DE VENNE W.P., WESTERTERP K.R., Effects of dietary fat and carbohydrate exchange on human energy metabolism. *Appetite*, 1996 ; 26 ; 287-300.

WESTERTERPS-PLANTENGA M.S., Analysis of energy density of food in relation to energy intake regulation in human subject. *Br. J. Nutr.*, 2001, 85 ; 351-361.

XUE B., GROENBERG A.G., KRAEMER F.B., ZEMEL M.B., Mechanism of intracellular calcium inhibition of lipolysis in human adipocytes. FASEB J., 2001 ; 15 ; 2527-9.

ZEMEL M.B., Role of calcium and dairy products in energy partitioning and weight management. *Am. J. Clin. Nutr.*, 2004 ; 79 ; 907S-12S.

ZEMEL M.B., Role of dietary calcium and dairy products modulating adiposity. *Lipids*, 2003, 38 ; 139-46.

ZEMEL M.B., SHI H., GREER B., DIRIENZO D., ZEMEL P.C., Regulation of adiposity by dictary calcium. FASEB J, 2000 ; 14 ; 1132-8.

ZEMEL M.B., KIM J.H., WOYCHIK R.P. *et al.*, *Agouti* regulation of intracellular calcium ; role in the insulin resistance of viable yellow mice. Proc. Natl. Acad. Sci., USA 1995 ; 92 ; 4733-7.

ZEMEL M.B., Role of dietary calcium and dairy products in modulating adiposity. *Lipids*, 2003 ; 38 ; 139-46.

ZEMEL M.B., NOCTON A.M., RICHARDS J.D. *et al.*, Dairy (yogurt) augments fat loss and reduces central adiposity during energy restriction in obese subjects. FASEB J., 2003 ; A 1088 (abstr).

Chapitres 2 à 4

ANDERSON J. *et col.*, Long term weight-loss maintenance ; a meta-analysis of US studies. *American Journal of Clinical Nutrition*, 2001, 74, 579-584.

ASTRUP A., GRUNWALD G.K., MELANSON E.L. SARIS W.H.M., HILL J.O., The role of low-fat diets in body weight control ; a meta-analysis of ad libitum dietary intervention studies. *Int J. Obes.*, 2000, 24 ; 1545-1552.

BELLISLE F., DALIX A.M., Cognitive restraint can be offset by distraction, leading to increased meal intake in women. *Am. J. Clin. Nutr.*, 2001, 74 ; 197-200.

BIRCH L.L., Children's food intake following drinks sweetened with sucrose or aspartame ; time course effects. *Physiol. Behavior.*, 1989, 45 ; 387-395.

BLAIR S.N. *et col.*, The evolution of physical activity recommandations ; how much is enough ? *Am. J. Clin. Nutr.*, 2004 ; 79 ; 913S-20S.

BROOKS G.A. *et col.*, Chronicle of the Institute of Medicine physical activity recommendations ; how a physical activity recommandation came to be among dietary recommendations. *Am. J. Clin. Nutr.*, 2004 ; 79 ; 921S-30S.

CHAO A. *et col.*, Meat consumption and risk of colorectal cancer. *JAMA*, 2005 ; 293 ; 172-182.

CHIU K.C. *et al.*, Hypovitaminosis D is associated with insulin resistance and ß cell dysfunction. *Am. J. Clin. Nutr.*, 2004 ; 79 ; 820-5.

CUTLER D.M., GLAESER E.L., SHAPIRO J.M., Why have Americans become more obese. *Harvard Institute of Economic Research*, 2003 ; paper 1994 ; 1-25.

HARRIS J.K., Dietary and physical activity correlates of long term weight-loss. *Obes. Res.*, 1999, 2 (4) ; 307-313.

KENNETH J. *et col.*, Alcohol risk for ischemic stroke in men ; the role of drinking patterns and usual beverage. *Ann. Intern. Med.*, 2005 ; 142 ; 11-19.

NKONDJOCK A. *et al.*, Intake of specific carotenoïds and essential fatty acids and breast cancer risk in Montreal, Canada. *Am. J. Clin. Nutr.*, 2004 ; 79 ; 857-63.

NURK E. *et al.*, Changes in lifestyle and plasma total homocysteine ; the Hordaland Homocysteine Study. *Am. J. Clin. Nutr.*, 2004 ; 79 ; 812-19.

PEREIRA M.A. *et col.*, Fast-food habits, weight gain, and insulin resistance ; 15-year prospective analysis. *Lancet*, 2005 ; 365 ; 36-42.

POPPITT S.D. *et al.*, Long-term effects of ad libidum low-fat, hight-carbohydrate diets on body weight and serum lipids in overweight subjects with metabolic syndrome, *Am. J. Clin. Nutr.*, 2002, 75 ; 11-20.

SARIS W.H., BLAIR S.N., VAN BAAK M.A. *et al.*, How much physical activity is enough to prevent unhealthy weight gain ? Outcome of the IASO 1st Stock Conference and consensus statement. *Obes. Rev.*, 2003 ; 4 ; 301-14.

STAMPFER.M. J. *et col.*, Effects of moderate alcohol consumption on cognitive function in women. *N. Engl. J. Med.*, 2005 ; 352 ; 245-53.

STUNKARD A.J., MESSICK S., The-Three-Factor Eating Questionnary to measure dietary restraint, dishinibition and hunger. *J. Psychosomatic. Res.*, 1985, 29 ; 71-83.

VON BAAK M.A. *et al.*, Leisure-time activity in an important of long-term weight maintenance after weight loss in the STORM trial, *Am. J. Clin. Nutr.*, 2003 ; 78 ; 209-214.

WADDEN T.A. *et col.*, Dieting and the development of eating disorders in obese women, résults of randomized controlled trial. *Am. J. Clin. Nutr.*, 2004 ; 80 ; 560-8.

WADDEN T.A., *Eating disorders and obesity*, New York ; ed. Guilford, 1995.

WAL M., KAMPERT J.B., BARLOW C.B. *et al.*, Relationship between low cardiorespiratory fitness and mortality in normalweight, overweight, and obese men. *JAMA*, 1999 ; 282 ; 1547-53.

WEINSIER R.L., Do adaptative changes in metabolic rate favor weight regain in weight-reduced individuals ? An evaluation of the set-point theory. *Am. J. Clin. Nutr.*, 2000, 72 ; 1088-94.

WESTENHOEFER J., STUNKARD A. J., PUDEL V., Validation of the flexible and rigid control dimensions of dietary restraint. *Int. J. Eat Disord*, 1999, 26 ; 53-64.

WING R.R., Behavioral approaches to the treatment of obesity. In ; Bray G.A., Bouchard C., James W.P.T. ed. *Handbook of obesity*. New York ; Marcel Dekker, 1998, 855-873.

Chapitre 5

ASTRUP A. *et col.*, Atkins and other low-carbohydrate diets ; hoax or an effective tool for weight loss. *Lancet*, 2004 ; 364 ; 897-9.

ATKINS R.C., Dr Atkins' new diet revolution, New York ; Simon & Schuster, 1998.

BRAVATA D.M., SANDERS I., HUANG J. *et al.*, Efficacy and safety of low-carbohydrate diets. *JAMA* 2003 ; 289 ; 1837-50.

BREHM B.J., SEELEY R.J., DARDELS S.R., D'ALESSIO D.A., A randomized trial comparing a very low carbohydrate diet and a calorie-restricted low fat diet on body weight and cardiovascular risk factors in healthy women. *J. Clin. Endocrinal Metab.*, 2003 ; 88 ; 1617-23.

DANSINGER M.L. *et col.*, Comparison of the Atkins, Ornish, Weight Watchers, and Zone Diets for weight loss and heart disease risk reduction. JAMA, 2005 ; 293 ; 43-53.

DEPARTMENT OF HEALTH, The Health of the Nation ; One year on... A report in the progress of the health of the Nation. Department of Health 1993.

FLEGAL K.M. *et al.*, Prevalence and trends in obesity among US adults, 1999-2000. *JAMA*, 2002, 288 ; 1723-1727.

FOSTER C.D., WYATT H.R., HILL J.O. *et al.*, A randomized trial of a low-carbohydrate diet for obesity. *N. Engl. J. Med.*, 2003 ; 348 ; 2082-90.

FREEDMAN D.S. *et al.*, Trends and correlates of class 3 obesity in the United States from 1990 trough 2000. *JAMA*, 2002, 288 ; 1758-1761.

HODGE A.M., ZIMMET P.Z., The epidemiology of obesity. *Ballieres Clin. Endocrinol. Metab.*, 1994, 8 ; 577-599.

MELANSON K., DWYER J., Popular diets for treatment of overweight and obesity. In Handbook of treatment, Wadden T.A. et Stunkard A.J. The Guilford Press, New York, 2002.

MIKKELSEN P.B., TOUBRA S., ASTRUP A., The effect of fat reduced-diets on 24-h energy expenditure ; comparisons between animal protein, vegetal protein, and carbohydrate. *Am. J. Clin. Nutr.*, 2000 ; 72 ; 1135-4L.

MILLER E.R. *et col.*, Meta-analysis ; high dosage vitamin E supplementation may increase all-cause mortality. *Ann. Intern. Med.*, 2005 ; 142 ; 37-46.

OPPERT J.M., ROLLAND-CACHERA M.F., Prévalence, évolution dans le temps et conséquences économiques de l'obésité. *Med-lScl.* 1998, 14 ; 939-943.

SAMAHA F.F., IQBAL N., SESHADRI P. *et al.*, A low-carbohydrate as compared with a low-fat diet in severe obesity. *N. Engl. J. Med.*, 2003 ; 348 ; 2074-81.

SKOV A.R., TOUBRA S., ROHN B., HOLM L., ASTRUP A., Randomized trial on protein versus carbohydrate in ad libitum fat reduced diet for the treatment of obesity. *Int. J. Obes.*, 1999 ; 23 ; 528-36.

STERN I., IQBAL N., SESHADRI P. *et al.*, The effects of low-carbohydrate versus conventional weight loss diet in severely obese adults ; one-year follow-up of a randomized trial. *Ann. Intern. Med.*, 2004 ; 140 ; 778-85.

WADDEN T.A., OSEI S., The treatment of obesity ; an overview. In Handbook of treatment, Wadden T.A. et Stunkard A.J. The Guilford Press, New York, 2002.

YANCY W.S., OLSEN M.K., GUYTON J.R., BAKST R.P., WESTMAN E.C., A low-carbohydrate, kelogenic diet versus a low-fat diet to treat obesity and hyper-lipidemia. *Ann. Intern. Med.*, 2004 ; 140 ; 769-77.

Chapitre 6

BANEGAS J.R. *et al.*, A simple estimation of mortality attributable to excess weight in the European Union. Eur. *J. Clin. Nutr.*, 2003 ; 57 ; 201-208.

BARSH G.S., SADAF FAROON I., O'RAHILLY S., Genetics of body-weight regulation. *Nature*, 2000, 404 ; 644-651.

BRAND-MILLER J.C. *et col.*, Glycemic index and obesity. *Am. J. Clin. Nutr.*, 2002 ; 281S-5S.

FLEGAL K.M., TROIANO R.P., PAMUK E.R., KUCZMARSKI R.J., CAMPBELL S.M., The influence of smoking cessation on the prevalence of overweight in the United States. *N. Engl. J. Med.*, 1995, 333 ; 1165-1170.

FOSTER-POWELL K. *et col.*, International table of glycemic index and glycemic load values ; 2002. *Am. J. Clin. Nutr.*, 2002 ; 76 ; 5-56.

FRICKER J., *Abrégé d'obésité*, Paris, Masson, 1995.

FRICKER J., *Maigrir vite et bien*, Paris, Odile Jacob, 2002.

GROSS *et al.*, Increased consurmption of refined carbohydrates and the epidemic of type 2 diabetes in the United States ; an ecologic assessment. *Am. J. Clin. Nutr.*, 2004 ; 79 ; 774-9.

JAMES W.P.T., RALPH A., New understanding in obesity research. *Proc. Nutr. S.*, 1999, 58 ; 385-393.

JEE S.A. *et col.*, Fasting serum glucose level and cancer risk in Korean men and women. *JAMA,* 2005 ; 293 ; 194-202.

JENKINS D.J.A. *et col.*, Glycemic index ; overview of implications in health and disease. *Am. J. Clin. Nutr.*, 2002 ; 266S-73S.

JENSEN M.K. *et col.*, Intakes of whole grains, bran, and germ and the risk of coronary heart disease in men. *Am. J. Clin. Nutr.*, 2004 ; 80 ; 1492-9.

JUNTUNEN K.S. *et al.*, Structural differences between rye and wheat breads but not total fiber content may explain the lower postprandial insulin response to rye bread. *Am. J. Clin. Nutr.*, 2003 ; 78 ; 957-64.

KUCZMARSKI R.J., FLEGAL K.M., CAMPBELL S.M., JOHNSON C.L., Increasing prevalence of overweight among US adults. The national Health and Nutrition Examination Surveys 1960 to 1991. *JAMA*, 1994, 272 ; 205-211.

LARRSON S. C. *et col.*, Magnesium intake in relation to risk of colorectal cancer in women. *JAMA* 2005 ; 293 ; 86-89.

LLESE *et al.*, Whole-grain intake and insulin sensitivity ; the insulin Resistance Atherosclerosis Study. *Am. J. Clin. Nutr.*, 2003 ; 78 ; 965-71.

LIO S. *et al.*, Relation between changes in intakes of dietary fiber and grain products and changes in weight and development of obesity among middle-aged women. *Am. J. Clin. Nutr.*, 2003 ; 78 ; 920-7.

LEEDS A.R., Glycemic index and heart disease. *Am. J. Clin. Nutr.*, 2002 ; 286S-9S.

NIELSEN S.J., POPKIN B.M., Patterns and trends in food portion sizes, 1977-1998. *JAMA*, 2003 ; 289 ; 450-453.

OGDEN C.L., Prevalence and trends in overweight among US children and adolescents, 1999-2000. *JAMA*, 2002 ; 288 ; 1728-1732.

ROBERTS S.B., High-glycemic index foods, hunger and obesity ; is there a connection ? *Nutrition Review*, 2000, 5B ; 163-169.

ROLLS B.J. *et al.*, « Portion size of foods affects energy intake in normalweight and overweight men and women », *Am. J. Clin. Nutr.*, 2002 ; 76 ; 1207-1213.

SCHAW G.M. *et al.*, Neural tube defects associated with maternal periconceptional dietary intake of simple sugars and glycemic index. *Am. J. Clin. Nutr.*, 2003 ; 78 ; 972-8.

SCHWARTZ M.W., WOODS S.C., PORTE JR. D., SEELEY R.J., BASKIN D.G., Central nervous system control of food intake. *Nature* 2000, 404 ; 661-671.

WADDEN T.A., OSEI S., The treatment of obesity ; an overview. In Handbook of treatment, Wadden T.A. et Stunkard A.J. The Guilford Press, New York, 2002.

WILLET W. *et col.*, Glycemic index, glycemic load and risk of type 2 diabetes. *Am. J. Clin. Nutr.*, 2002 ; 274S-80S.

Du même auteur
chez Odile Jacob

La Cuisine du bien maigrir, de la forme et de la santé, 1994, 2000.

Le Grand Livre de la forme (avec Dominique Laty), 1997.

Le Guide de l'alimentation de l'enfant (avec Anne-Marie Dartois et Marielle du Fraysseix), 1998.

Maigrir en grande forme, 1999.

Desserts en liberté (avec Philippe Conticini), 1999.

Le Régime sur mesure, 2001.

Bien manger pour être au top, 2002.

Le Nouveau Guide du bien maigrir (nouvelle édition), 2002.

Être mince, en *bonne santé* et *bien dans sa peau*, 2004.

Maigrir vite et *bien* (nouvelle édition), 2004.

CET OUVRAGE A ÉTÉ COMPOSÉ
ET MIS EN PAGES CHEZ NORD COMPO (VILLENEUVE-D'ASCQ)
ET ACHEVÉ D'IMPRIMER SUR ROTO-PAGE
PAR L'IMPRIMERIE FLOCH À MAYENNE
EN MARS 2005

N° d'impression : 62427.
N° d'édition : 7381-1618-X.
Dépôt légal : mars 2005.

Imprimé en France